AF353562

L'impiego dell'ICNP® con il
Modello assistenziale dei processi umani: un quadro teorico per l'assistenza infermieristica di fronte alla sfida della complessità

Gli autori di questo scritto sono consapevoli di dare alle stampe un costrutto teorico nella sua fase iniziale. È una decisione che può essere letta come azzardata o …. coraggiosa.

Il desiderio di stimolare l'utilizzo dell'ICNP® tenendo conto di numerose variabili, non ultima la necessità di fornire materiale didattico ai soggetti direttamente coinvolti nell'esperienza riportata, ci ha portato a render conto dell'iniziale lavoro svolto, assumendoci anche la responsabilità dei limiti attualmente presenti.

CNAI ha sempre sostenuto lo sviluppo della cultura professionale e, anche questa volta, non può che favorire la divulgazione di quanto elaborato da un gruppo di associati desiderosi di inserire questa terminologia infermieristica standardizzata nel contesto italiano. Il comune background culturale dei numerosi colleghi coinvolti ha favorito l'attivazione del lavoro, che proseguirà nei prossimi anni anche grazie alla riflessione teorica e al dibattito professionale che potranno innescarsi a seguito di questo primo contributo.

Milano, 28 dicembre 2015

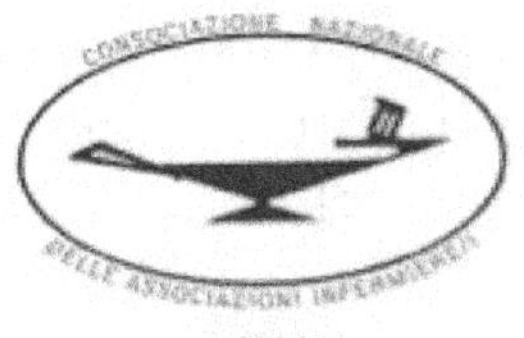

CNAI
Consociazione Nazionale
delle Associazioni infermiere/i

L'impiego dell'ICNP® con il
Modello assistenziale dei processi umani: un quadro teorico per l'assistenza infermieristica di fronte alla sfida della complessità

Davide Ausili, Giliola Baccin, Sabrina Bezze,
Stefania Di Mauro, Cecilia Sironi

A cura del Gruppo di lavoro sull'ICNP® che ha coinvolto gli Infermieri docenti e i Tutor del Corso di laurea in infermieristica dell'Università degli Studi di Milano-Bicocca (sezioni di Desio, Lecco, Monza e Sesto S. Giovanni) e dell'Università degli Studi dell'Insubria (sezione di Varese).

Autori: Davide Ausili, Giliola Baccin, Sabrina Bezze, Stefania Di Mauro, Cecilia Sironi

Gruppo di lavoro completo:

Massimo Alberio, Maurizio Arcari, Monica Barilaro, Anna Bompan, Donata Brivio, Paola Buzio, Antonella Caruso, Mariella Citterio, Daniela Colombo, Luisa Colzani, Stefania Costanza, Tiziana Cuccia, Rosaria Ferrario, Aurelio Filippini, Vincenzo Fiorillo, Antonio Galantino, Silvana Ganassa, Cristiana Gerosa, Maria Teresa Maglione, Irene Metra, Stefania Negri, Michela Lazzarin, Barbara Macchi, Simona Mapelli, Sandra Merati, Rosella Orlandi, Silvia Re, Antonio Restuccia, Alessandro Rota, Maurizio Sala, Lorena Salvini, Marta Silva, Valentina Spedale, Adele Talamona, Marta Toffoletto, Claudia Tonta, Chiara Venturini, Simona Vidolini, Candida Ester Villa.

CNAI, Consociazione nazionale delle Associazioni infermiere/i
www.cnai.info - via V. Russo, 8 - 20127 Milano.

ISBN 978-88-940757-0-0

Realizzazione editoriale: Massimo Alberio

Figura 2: Sara Puricelli

Stampa:www.lulu.com

Indice

Introduzione

È con grande piacere che scrivo la presentazione a questo documento che intende contribuire a far conoscere l'ICNP® e il suo iniziale insegnamento in alcune sezioni del corso di laurea in infermieristica di due Atenei lombardi. Questo lavoro mi vede coinvolta in una duplice veste: come Presidente CNAI e come docente di scienze infermieristiche da ormai un trentennio.

Come Presidente CNAI ho fortemente voluto la nascita del *Centro italiano per la ricerca e lo sviluppo dell'ICNP*®, innanzitutto per dare finalmente visibilità al lavoro di alcuni infermieri italiani che dal 1999 hanno creduto all'importanza di adottare questo linguaggio per descrivere la nostra pratica professionale (Sansoni, 2015; Marucci et al., 2015). Inoltre, l'urgenza di "parlare la stessa lingua" si è imposta all'attenzione di tutti gli operatori sanitari, e in particolare degli infermieri, per garantire la sicurezza e la qualità non più solo dell'assistenza, ma anche delle scelte di chi opera a livello politico. In tempi di scarsità delle risorse, dove la ricerca di una sempre maggior appropriatezza sta finalmente diventando un obiettivo prioritario per tutti, l'impiego di una terminologia condivisa è necessario per produrre informazioni oggettive sulla pratica infermieristica. Queste informazioni possono indirizzare la presa di decisioni, la formazione e le politiche sanitarie per ottenere risultati di salute in linea con i reali bisogni delle persone.

La CNAI, unica associazione italiana che rappresenta ancor oggi gli infermieri nell'*International Council of Nurses*, desidera mettere a disposizione di tutti i ricchi frutti che costituiscono il patrimonio culturale di quest'autorevole organismo, nato nel 1899, ma sempre in evoluzione per stare al passo con i tempi. L'ICNP® è uno dei frutti maturi di questo flusso ininterrotto di lavoro a favore degli infermieri di tutto il mondo.

Nella veste di docente ho condiviso da sempre con numerosi colleghi il desiderio di insegnare ai futuri infermieri l'utilizzo dei metodi e degli strumenti propri delle scienze infermieristiche per garantire la migliore assistenza a chi si rivolge a noi in qualsiasi ambito e contesto di vita. Dal lontano 1980, quando lavorando a Londra mi resi conto che il *nursing process* era semplicemente il modo di lavorare interiorizzato dagli infermieri orientato da riferimenti teorici infermieristici, mi impegnai per trasmetterlo. Mi trovai sempre in buona compagnia, e gli anni d'intenso lavoro con la frequenza e poi docenza alla Scuola universitaria di discipline infermieristiche diretta da Marisa Cantarelli furono centrali non solo per me, ma per tanti infermieri italiani. Il notevole lavoro di diffusione e utilizzo del Modello delle prestazioni infermieristiche (MPI) dalla seconda metà degli anni Ottanta del secolo scorso ha portato copiosi frutti (Cantarelli, 1988, 1995, 1996, 2003). La comune scelta di trasmettere i contenuti professionali seguendo il MPI operata dal Corso di laurea in infermieristica dell'Università degli Studi dell'Insubria, condivisa da alcune sedi di corso di laurea dell'Università degli Studi di Milano-Bicocca, è parsa una solida base per intraprendere un lavoro comune. L'impiego del MPI sia nella formazione sia nell'organizzazione e pratica clinica è comune a numerosi colleghi in diverse Regioni e città italiane. Insieme si condividono anche le difficoltà applicative che vedono, nella formulazione degli obiettivi assistenziali, gli elementi più critici.

L'introduzione della terminologia infermieristica standardizzata ICNP® ha offerto l'opportunità, partendo dalla descrizione di ciò che fanno oggi gli infermieri italiani, di utilizzare il processo di assistenza infermieristica in modo completo e in qualsiasi contesto lavorativo e di riavviare una riflessione teorica su ciò che è l'assistenza infermieristica nel terzo millennio. Il lavoro di questi primi anni ci ha gradualmente portato a porre le basi di una nuova elaborazione teorica che è stata denominata *Modello assistenziale dei processi umani* (MAPU). In questo documento si inizia a condividere quanto elaborato finora, consapevoli di avere di fronte numerosi anni di studio e sperimentazione per arrivare a un costrutto teorico più definito.

Augurando buon lavoro a chi ha già dimostrato interesse per il Centro ICNP® italiano, auspico il coinvolgimento di un sempre maggior numero di infermieri.

Cecilia Sironi
Presidente CNAI

1. Introduzione: Perché introdurre l'ICNP® nella pratica professionale partendo dalla formazione di base dell'infermiere

L'impiego del *Modello delle prestazioni infermieristiche* (MPI) nella formazione universitaria ha stimolato la responsabilità di offrire un contributo attivo al processo di evoluzione in atto nelle scienze infermieristiche italiane (Cantarelli, 2006; http://www.cantarellimarisa.it/). Questo impegno ha avuto inizio, innanzitutto, dal desiderio di affinare e rendere operativo il metodo disciplinare: il processo di assistenza infermieristica (Ausili, Sironi, 2013). I contesti sanitario e professionale attuali sono notevolmente diversi da quelli da cui originò il MPI e diverse sono anche le motivazioni che hanno spinto il Gruppo di lavoro a riavviare una riflessione sulla pratica professionale degli infermieri.

Più precisamente, il Gruppo di lavoro è partito da quattro principali esigenze: la prima riguardava la necessità, maturata in anni di esperienza formativa, di valutare l'effettiva attuazione del processo di assistenza infermieristica. La seconda emergeva dall'esperienza d'insegnamento e dal costante nesso con le realtà operative, dove sovente si rilevava una certa difficoltà ad attuare e documentare il processo di assistenza infermieristica così come appreso. La terza teneva conto del lavoro d'integrazione concettuale in atto da anni per arricchire gli elementi teorici del MPI. Infine, la quarta esigenza era dettata dal sempre più ampio uso della tecnologia in ambito sanitario, con la tendenza a dematerializzare la documentazione e quindi a standardizzare e classificare gli atti e le prestazioni assistenziali all'interno di un database.

L'adozione del MPI nelle sedi dell'attuale corso di laurea in infermieristica presso l'Università degli Studi di Milano-Bicocca e Università degli Studi dell'Insubria e la sua conoscenza diffusa nelle realtà ospedaliere che accolgono gli studenti dei due Atenei per le esperienze di tirocinio, hanno assunto il carattere di un valore comune da cui il Gruppo di lavoro ha ritenuto importante partire. Tutto ciò nonostante le declinazioni e l'impiego del MPI sia in ambito formativo sia in ambito clinico, documentate dalla presenza di strumenti di raccolta dati e cartelle infermieristiche, apparissero difformi.

Alcuni elementi di realtà chiedevano di innescare processi d'innovazione anche dei costrutti teorici da anni condivisi, e fra questi si citano: i rapidi cambiamenti di questi ultimi vent'anni sia negli ambiti disciplinari, sia nei contesti ove opera il personale sanitario; l'esperienza didattica acquisita negli insegnamenti dei corsi infermieristici (MED/45) da parte di numerosi infermieri afferenti ai corsi di laurea dei due Atenei; le sfide poste dalla complessità dei sistemi sanitari e dalla formazione degli infermieri. Un iniziale cambiamento è stato quello del Laboratorio dell'Università degli Studi di Milano-Bicocca che, partendo dall'idea di riflettere sull'impiego del MPI, iniziò a incontrarsi il 9 febbraio 2011 e concluse il 20 maggio 2014 con la presentazione di un'iniziale esperienza di utilizzo dell'ICNP® nell'insegnamento della pianificazione assistenziale presso la sede di Sesto San Giovanni. Nella sezione di Varese era iniziata da anni una riflessione sui concetti fondamentali della disciplina e sull'evoluzione delle scienze infermieristiche nel nostro Paese, cogliendo elementi sia di continuità con la tradizione culturale italiana, sia di significativa novità, nell'approccio alla scienza del *Caring* (Watson, 2013) e in altri riferimenti teorici. Oltre ad arricchire i contenuti dei concetti disciplinari, all'Università degli Studi dell'Insubria si è lavorato sulla programmazione globale delle attività formative, articolate in unità didattiche per anno di corso, più volte rivista e in fase di ulteriore revisione (Ausili et al., 2009).

Considerando la reciproca storia e il bagaglio esperienziale delle sedi dei corsi di laurea dei due Atenei, il Gruppo di lavoro ha avviato un processo di cambiamento che, iniziando dal metodo disciplinare, ritenuto in questa fase prioritario, è sfociato nell'elaborazione di una prima descrizione di un nuovo Modello di riferimento, che tiene conto dei contesti e degli influssi culturali più recenti. Il lavoro del Gruppo è iniziato approfondendo le origini e gli aspetti più tecnici della terminologia infermieristica standardizzata proposta dall'ICN. Ciò ha spinto a comprendere meglio i fenomeni di natura infermieristica inclusi nell'ICNP® ed è stato inevitabile confrontarne le definizioni con gli elementi teorici fino ad allora impiegati (MPI) avviando, di fatto, un'elaborazione teorica nuova. Per questo è utile distinguere l'ICNP®[1], punto di partenza di questo lavoro, da alcuni elementi teorici che saranno presentati in questo documento e che costituiscono le basi di quello che è stato denominato *Modello assistenziale dei processi umani* (MAPU). Non sarà oggetto di questa piccola pubblicazione l'approfondimento dei concetti del MAPU poiché ancora in via di definizione. Si è inteso invece fornire gli elementi utili per cominciare a utilizzare e sperimentare l'ICNP® con i riferimenti teorici minimi per un contesto italiano abituato, per formazione e storia, a pianificare l'assistenza partendo da una teoria.

Prima di presentare una sintesi del lavoro fin qui svolto, di seguito sono esposti alcuni antefatti e premesse utili per la sua comprensione.

Adottando un approccio induttivo, il punto di partenza – come per altre elaborazioni teoriche infermieristiche – è stato l'osservazione, mediata dai termini inclusi nell'ICNP®, dei fenomeni di cui si occupa l'infermiere, degli interventi che attua ogni giorno e dei risultati che ottiene in termini di salute della persona. Già nel 2009 CNAI aveva colto l'urgenza di rendere visibili i risultati dell'assistenza infermieristica scegliendo questo tema per il consueto Convegno nazionale annuale (Lolli, Donegà, 2010). Dopo

---

[1] L'ICNP® non è un modello concettuale e non è mai stato inteso in questo senso, ma può essere utilizzato con qualsiasi riferimento teorico. In alcuni Paesi la sua introduzione è avvenuta a prescindere da qualsiasi modello teorico per l'assistenza.

la presentazione dello stato dell'arte sui *Nursing Sensitive Outcomes*, a cura di Peter Griffiths, alcune relazioni avevano descritto le potenzialità dell'ICNP® nel documentare e valutare gli *outcome* infermieristici (Sansoni, 2010; Ausili, 2010). Dal Convegno del 2009 è ripreso il lavoro di aggiornamento della traduzione in italiano dell'ICNP® che è sfociato nel riconoscimento del *Centro italiano accreditato per la ricerca e lo sviluppo dell'ICNP®* e nella pubblicazione della versione italiana dell'*ICNP® 2015 Release*[2].

L'urgenza di adottare una terminologia infermieristica standardizzata condivisa a livello internazionale (NST, *Nursing Standardized Terminology*, Tastan et al., 2014), ha portato a ritenere indispensabile una sua maggior divulgazione.

Il Gruppo di lavoro d'infermieri docenti e tutor nacque per facilitare, con l'anno accademico 2014/15, l'estensione dell'insegnamento e dell'utilizzo dell'ICNP® in più sedi di corso di laurea, partendo dal primo anno. Tale lavoro è stato incluso tra gli obiettivi del *Centro italiano accreditato per la ricerca e lo sviluppo dell'ICNP®*.

Alcuni dei motivi della scelta dell'ICNP® sono stati:
- La sua vasta diffusione a livello internazionale.
- La sua inclusione nella famiglia delle classificazioni internazionali dell'OMS (ICN, 2009b).
- La sua costante revisione e aggiornamento a cura del gruppo e-Health dell'ICN.
- La sua inclusione nel processo di armonizzazione in atto tra ICN e IHTSDO[3] (ICN, 2014).
- La possibilità di confronto con colleghi di altri Paesi con una nutrita esperienza in merito.
- La sua traduzione in 17 lingue.

---

[2] (*Italian ICNP® Research and Development Centre*, richiesta inviata il 15 settembre e approvata dall'ICN il 22 settembre 2014; Sansoni, 2015).

[3] IHTSDO, International Health Terminology Standards Development Organisation (http://www.ihtsdo.org/).

- L'urgenza di passare all'uso di strumenti elettronici in sanità che impieghino un linguaggio comune.
- La flessibilità che l'ICNP® offre agli infermieri che operano in diversi contesti socio-culturali e con sistemi sanitari anche molto differenti.
- La sua capacità di includere e interagire con le principali terminologie infermieristiche standardizzate (*crossmapping*, Wieteck, 2004, 2008; Hyun, Park, 2002; Coenen, Pesut, 2002).
- Le sue caratteristiche che favoriscono la multidisciplinarietà e il suo impiego da parte di più professioni sanitarie e assistenziali.

Inoltre, l'ICNP® è una terminologia impiegabile con qualsiasi modello concettuale o teoria infermieristica e lascia ampia autonomia nell'insegnamento degli elementi fondamentali delle scienze infermieristiche. Alcuni studi hanno anche mostrato che l'ICNP® include e amplia le tassonomie NANDA-I, NOC e NIC consentendo l'interfaccia tra le due terminologie (Hyun, Park, 2002). Considerando la diffusione di queste tre tassonomie nel nostro Paese, l'impiego dell'ICNP® consente quindi di migliorare la comunicazione e la condivisione delle informazioni. Il miglioramento della comunicazione intra ed extra professionale non può, inoltre, che favorire un'assistenza più sicura ed efficace (ICNP®, 2005, 2009a; Urquhart et al., 2009; Muller-Staub, 2009).

L'ICNP® è una terminologia formale che fornisce un dizionario dei termini che gli infermieri possono usare per descrivere e documentare la loro pratica in modo sistematico. Le informazioni che ne derivano sono impiegate per sostenere l'assistenza, la presa di decisioni efficace e per orientare la formazione infermieristica, la ricerca e le politiche sanitarie (ICN, 2015 http://www.icn.ch/what-we-do/definition-a-elements-of-icnpr/, ultimo aggiornamento 10 aprile; Marucci et al., 2015). L'ICNP® è quindi una terminologia infermieristica standardizzata di tipo combinatorio. Ciò significa che, collegando i singoli termini in esso contenuti, è possibile formulare i tre elementi essenziali che descrivono la pratica infermieristica: **diagnosi infermieristiche, interventi infermieristici e *outcome* o risultati infermieristici**. Ciò facilita anche l'integrazione con il linguaggio in uso in ciascuna struttura o contesto di lavoro e le altre terminologie esistenti (ICN, 2009a, 2015; Sansoni, 2015; Marucci et al., 2015, Sansoni, Giustini, 2003, 2006; Sansoni et al., 2003).

> L'ICNP® è una terminologia formale standardizzata che fornisce un dizionario di termini che gli infermieri possono usare per descrivere e documentare la pratica infermieristica in modo sistematico. È una terminologia di tipo combinatorio: associando i termini in essa presenti si formulano diagnosi, interventi e *outcome* infermieristici.

Questi tre elementi sono essenziali per descrivere la pratica infermieristica e rappresentano i dati di assistenza infermieristica clinica che, secondo l'i-NMDS[4], è sempre necessario documentare. L'ICNP®, così come le altre terminologie infermieristiche standardizzate esistenti, ha quindi lo scopo ultimo di sostenere gli infermieri nella descrizione di questi tre aspetti cruciali.

Per raggiungere questo scopo, l'ICNP® ha organizzato i termini in **sette assi**, che consentono di combinarli per esprimere diagnosi, interventi e risultati infermieristici.

---

[4] I-NMDS, *International Nursing Minimum Data Set* (le fonti sono numerose, si veda, per esempio,
http://www.nursing.umn.edu/prod/groups/nurs/@pub/@nurs/documents/content/nurs_content_451375.pdf; consultato il 17 novembre 2015.

La sua strutturazione in sette assi, che saranno di seguito brevemente descritti, aiuta ad acquisire la padronanza di un linguaggio scientifico-disciplinare. Inoltre, la proposta di diagnosi infermieristiche e interventi pre-codificati (*pre-coordinated*), favorisce l'acquisizione del metodo proprio delle scienze infermieristiche (processo di assistenza infermieristica) e ne consente l'impiego anche quando le elaborazioni teoriche o i riferimenti filosofici portano a identificare o denominare le fasi del processo di assistenza infermieristica in modo differente.

Se negli anni Ottanta del secolo scorso la diffusione di terminologie infermieristiche standardizzate (NST) era agli albori e poteva non essere opportuno l'utilizzo del termine "diagnosi infermieristica", oggi il largo impiego delle tassonomie NNN[5] e l'introduzione dell'ICNP®, possono contribuire a un salto culturale la cui gestazione risale proprio a quel periodo storico.

Per favorire l'introduzione dell'ICNP® nella formazione di base dell'infermiere nelle sedi di corso coinvolte partendo dalla comune conoscenza delle fasi del processo di assistenza infermieristica del MPI, è stato necessario rivederne la denominazione e il contenuto. Questa prima pubblicazione intende descrivere il lavoro fin qui svolto dal Gruppo per:

- Ridefinire il bisogno di assistenza infermieristica (BAI).
- Elaborare gli elementi concettuali minimi di un nuovo quadro teorico di riferimento per l'assistenza infermieristica (MAPU).
- Precisare le quattro fasi del processo di assistenza infermieristica secondo il nuovo quadro teorico e con l'impiego dell'ICNP®.

---

[5] Si veda, a questo riguardo, l'attività dell'agenzia formativa Formazione in Agorà e le pubblicazioni della Casa editrice ambrosiana.

Partendo dall'accordo internazionale raggiunto dagli anni Ottanta su alcuni dei concetti fondamentali delle scienze infermieristiche, Cantarelli ha avuto il merito di presentare in uno stesso testo sia le premesse teoriche, sia gli aspetti metodologici per giungere alla pianificazione dell'assistenza (Cantarelli, 2003). La rilevanza di questa pubblicazione costituisce ancora un riferimento utile da proporre in ambito formativo per far comprendere il percorso culturale operato nelle scienze infermieristiche italiane (Sironi, 2010; 2012). Le sfide poste dalla crescente complessità dei contesti attuali (non solo sanitari) e l'affermarsi di nuovi approcci filosofici, chiedono un ulteriore passo di riflessione ed elaborazione. Il contributo dei prossimi paragrafi, pur presentando una nuova e differente proposta teorica, tiene conto del percorso svolto in tutti questi anni da Cantarelli e dalla sua Scuola[6] che, diffondendo la pianificazione assistenziale orientata dal MPI, ha contribuito alla più ampia elaborazione culturale della crescente comunità scientifica infermieristica italiana.

---

[6] Per approfondire l'influsso culturale della "Scuola" di Cantarelli (non s'intende qui solo la Scuola universitaria di Discipline infermieristiche, ma il più ampio movimento culturale da essa generato in quasi 30 anni) si veda Sironi et al., 1996; Sironi, 2010.

2. Il bisogno di assistenza infermieristica e il concetto di assistenza infermieristica

Il profilo professionale dell'infermiere indica nell'identificazione dei bisogni di assistenza infermieristica l'aspetto centrale dell'attività di questo professionista (DM 14 settembre 1994, n. 739, art. 1). Ripensando quindi alla pratica professionale degli infermieri italiani è opportuno partire dalla ridefinizione del concetto di bisogno di assistenza infermieristica.

La scelta del Gruppo di lavoro è stata di riferirsi all'ampia osservazione svolta dall'ICN per identificare i termini utili per descrivere l'assistenza infermieristica di tutto il mondo. Questi termini costituiscono il linguaggio ICNP® e sono raggruppati in sette categorie o assi a seconda della funzione che svolgono nel descrivere l'attività infermieristica. Quindi, per comprendere la definizione di bisogno di assistenza infermieristica proposta nella presente elaborazione, è utile introdurre i sette assi dell'ICNP® (vedi figura 1) per poi fare particolare riferimento all'asse *focus*[7].

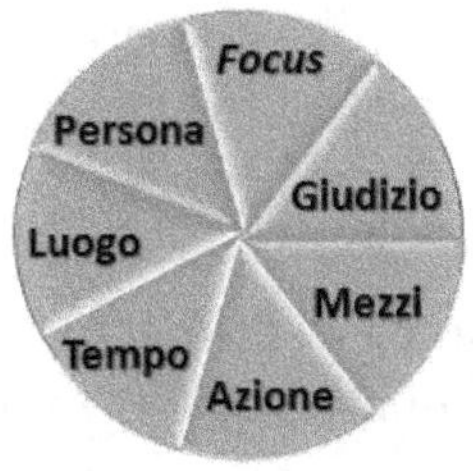

Figura 1 – I sette assi in cui sono raggruppati i termini dell'ICNP® (ICN, 2005).

---

[7] Per una trattazione più dettagliata della struttura e dell'utilizzo dell'ICNP si rimanda a una pubblicazione più estesa a cura del *Centro italiano accreditato per la ricerca e lo sviluppo dell'ICNP®* perché qui s'intende accennare solo agli aspetti utili per comprendere il lavoro fin qui svolto nell'ambito della formazione infermieristica universitaria.

L'asse *client* è la **persona**, intendendo con questo termine il soggetto o individuo che presenta il bisogno di assistenza infermieristica e che riceve l'intervento dell'infermiere (ICN, 2005). Alcuni dei termini contenuti in questo asse sono: feto, neonato, adolescente, adulto, *caregiver*, famiglia e comunità.

L'asse *judgement* (**giudizio**) include termini utili per esprimere l'opinione o l'esito della valutazione clinica svolta dall'infermiere. Per esempio: positivo, negativo, alterato, compromesso, efficace, normale.

L'asse *means* (**mezzi**) include i termini impiegati per indicare i metodi e gli strumenti utilizzati dall'infermiere per portare a termine gli interventi assistenziali. Alcuni di questi termini sono: ausili per la mobilizzazione, benda, coperta, materiale per l'igiene, occhiali, piano di assistenza, questionario, sapone, servizio di emergenza, servizio di educazione alla salute, telefono.

L'asse *action* (**azione**) comprende i termini che servono per descrivere ogni processo intenzionale che l'infermiere attua nei confronti della persona oppure eseguito dalla persona stessa. Per esempio, in questo asse si trovano informare, educare, somministrare, lavare e lavarsi, aspirare.

Nell'asse *time* (**tempo**) sono presenti termini che descrivono il momento, il periodo, l'intervallo o la durata di un evento, di un trattamento o di qualsiasi altra cosa che possa accadere. Alcuni esempi sono: accettazione, dimissione, frequenza (da quella cardiaca alla frequenza di assunzione di un farmaco), sempre, mai, acuto, cronico, mese, settimana, notte, giorno.

L'asse *location* (**luogo**) esprime la posizione o orientamento anatomico o spaziale di una diagnosi infermieristica o intervento. Per esempio: anteriore, posteriore, addome, scuola, ospedale, ambulatorio, casa.

Infine, l'asse *focus*[8] contiene i termini che descrivono gli elementi sui quali l'infermiere volge l'attenzione (*area of attention*) per assistere la persona. In altre parole, questo asse include le parole e i concetti utili a descrivere il contenuto della pratica professionale dell'infermiere. Alcuni esempi sono: dolore, eliminazione, aspettativa di vita, conoscenza, sangue, escreato, sistema nervoso, comportamento, comunicazione, ostruzione.

> Nell'ICNP l'asse *focus* contiene i termini che descrivono i contenuti e i concetti rilevanti per le scienze infermieristiche.

Fra i termini contenuti nell'asse *focus* si sono colti frequenti riferimenti a dei **processi** riguardanti la salute della persona. Questi processi sono valutati dall'infermiere che ne stabilisce lo stato (normale, alterato, a rischio di alterazione) e che decide, eventualmente, di intervenire per garantirne il buon funzionamento.

Un **processo** è una serie di funzioni e azioni che portano a un risultato (ICN, 2015). Per esempio, lo scambio dei gas è il processo con cui le cellule si mantengono in vita acquisendo ossigeno dall'ambiente ed eliminando l'anidride carbonica. Il *coping*, definito come "gestire lo stress, percepire la situazione come 'sotto controllo' e mantenere il benessere psicologico" è un secondo esempio di processi contenuti dell'ICNP® (ICN, 2015). Tenendo conto della traduzione più recente della terminologia ICNP® e dell'uso corrente in italiano, il termine "processo" è stato anche a volte espresso con "funzione" e a volte con "funzionalità"[9].

---

[8] Si è scelto di lasciare questo termine in lingua originale perché esprime in modo chiaro il concetto ed è entrato anche nel linguaggio italiano corrente.

[9] In questo documento il termine "processo", "funzione" e "funzionalità" sono usati indifferentemente per esprimere il termine inglese *process* (ICN, 2015).

Un secondo elemento dell'ICNP®, utile per arrivare alla definizione di bisogno di assistenza infermieristica qui proposta, è quello di fenomeno infermieristico. Nella terminologia ICNP® i *nursing phenomena* (**fenomeni infermieristici**) sono l'insieme di tutte quelle situazioni particolari in cui l'infermiere mette in atto dei comportamenti per ottenere determinati risultati, rispondendo a delle necessità della persona o famiglia o comunità (ICN, 2005; Ausili 2010, 2011; Ausili et al., 2012; Di Mauro et al., 2013). Partendo dalla definizione tratta da un dizionario un fenomeno è un fatto o evento suscettibile di osservazione o considerazione diretta o indiretta, provocato o meno dall'uomo; in filosofia è ciò che può essere conosciuto attraverso l'esperienza (Devoto, Oli, 2004 e online 2011).

Nell'ICNP® i **fenomeni infermieristici** sono tutte le condizioni e situazioni particolari in cui l'infermiere interviene per produrre un risultato. Nel linguaggio ICNP® i fenomeni coincidono quindi con la **diagnosi infermieristica** (ICN, 2015).

Pur ritenendo utile impiegare il termine "diagnosi infermieristica" nell'attuale contesto italiano, si è scelto di continuare a utilizzare il concetto di "bisogno di assistenza infermieristica", non solo per il già citato DM n. 739/94, ma anche per continuità con la scuola di pensiero condivisa da anni dal Gruppo di lavoro.

Si è deciso quindi di mantenere il termine **bisogno di assistenza infermieristica** con il suo acronimo BAI puntualizzando il suo significato di fenomeno o diagnosi infermieristica. Prendendo in considerazione i termini utili a comporre una diagnosi infermieristica nell'ICNP, le sopra citate definizioni di processo e di fenomeno infermieristico, la comune esperienza d'insegnamento delle scienze infermieristiche, la complessità della valutazione infermieristica finalizzata a prendere decisioni e riferimenti teorici provenienti da diverse discipline, è stata svolta una lettura teorica della pratica infermieristica (Bertani, 2015; Crespi, 2015; Ambrosini, Sciolla, 2015; Watson, 2013; Feldman, 2011; Myers, 2014;

Myers, 2013; Silverton, 2013; Tortora, Derrickson, 2011; Widmaier et al., 2011; Lolli, Donegà, 2011). Questa lettura teorica, che ha preso spunto ma che non è contenuta nell'ICNP®, ha identificato come oggetto di studio delle scienze infermieristiche i processi umani. Le tipologie di processi umani d'interesse per le scienze infermieristiche, saranno brevemente descritte nel paragrafo 4. Questi processi sono all'origine dei bisogni di assistenza infermieristica in questa nuova elaborazione teorica (MAPU).

Il bisogno di assistenza infermieristica (BAI) è <u>qui ora definito</u> come il giudizio clinico che esprime la condizione nella quale i processi che garantiscono la salute della persona, famiglia o comunità, sono alterati o a rischio di alterazione e richiedono l'intervento dell'infermiere.

> Il **bisogno di assistenza infermieristica** (BAI) è il giudizio clinico che esprime la condizione nella quale i processi che garantiscono la salute della persona, della famiglia e della comunità sono alterati o a rischio di alterazione e richiedono l'intervento dell'infermiere.

La definizione proposta identifica il BAI come l'alterazione di un processo specifico e non come una necessità o bisogno umano alla cui soddisfazione può concorrere l'intervento di diverse figure professionali o altri *caregiver*. Per esempio, il bisogno di respirare, è fondamentale per la sopravvivenza dell'uomo ed è condiviso sia dalle persone che necessitano di ricevere assistenza infermieristica, sia da quelle che non ne hanno bisogno. Per questa ragione, non è possibile considerare il "respirare" come un BAI. Infatti, il bisogno di assistenza infermieristica è la condizione nella quale i processi che garantiscono la salute della persona sono alterati o a rischio di alterazione. Se è evidente a tutti che "respirare" costituisce un bisogno umano fondamentale per la sopravvivenza servirà, però, un professionista competente per valutare e diagnosticare se uno o più processi coinvolti nella respirazione richiede interventi infermieristici.

Inoltre, la necessità di respirare può essere oggetto d'interesse di diverse scienze e professioni - si pensi al biologo, allo pneumologo, al fisioterapista, all'ostetrica - e, in considerazione dell'approccio filosofico della complessità e della forte necessità d'integrazione tra i saperi, pare utile connotarlo come uno dei bisogni verso cui anche gli infermieri hanno interesse. I bisogni dell'uomo, infatti, non possono essere ritenuti esclusivi da alcuna professione di aiuto e di cura.

In considerazione di queste riflessioni, si è deciso di utilizzare il termine **bisogni d'interesse infermieristico** (BII) per riferirsi ai bisogni fondamentali dell'uomo cui l'infermiere può contribuire allo scopo di promuovere, mantenere e ripristinare la salute delle persone o alleviarne la sofferenza fino alla fine della vita. Si ritiene che l'impiego del più ampio e sfumato termine "bisogni d'interesse infermieristico" possa meglio rappresentare la consapevolezza - sempre più presente in ambito scientifico - del profondo cambiamento culturale che le sfide odierne richiedono ai professionisti della salute (Ausili, Sironi, 2013; Ruzzeddu, 2012, 2007; Paley, Eva, 2011; McCormcack, McCance, 2010; Cooper, Geyer, 2008; Bocchi, Ceruti, 2007; Maslow, 2010; Russel, 2004; Callari Galli, Gambi, Ceruti, 2003; Henderson, 2003; Motta, 2002; Plsek, Greenhalgh, 2001; Plsek, Wilson, 2001; Wilson, Holt, 2001; Manara, 2000; Chiari et al., 1998; Manzoni, 1996; Roper, Logan, Tierney, 1983, 2001).

I bisogni d'interesse infermieristico richiedono lo svolgimento di numerosi **processi** per la loro soddisfazione. Per esempio, mantenere la propria salute rispondendo al bisogno di respirare, richiede all'uomo lo svolgimento di: processi bio-fisiologici che garantiscono la ventilazione, gli scambi gassosi e la perfusione polmonare; processi di difesa e protezione che garantiscono la pervietà delle vie aeree e la disponibilità di aria ossigenata e priva di sostanze tossiche; processi di apprendimento che facciano acquisire e mantenere stili di vita salutari; processi di sviluppo e adattamento come la crescita corporea, l'adattamento ad ambienti con microclima o altitudini differenti oppure, semplicemente, l'invecchiamento. Quando uno o più di questi processi, che concorrono a garantire il bisogno di respirare, sono compromessi o a rischio di compromissione, allora è presente un **bisogno di assistenza infermieristica** (per esempio "alterazione degli scambi gassosi" oppure "espettorazione inefficace"). Attraverso gli interventi infermieristici, si potrà agire sui processi coinvolti nella respirazione per contribuire al soddisfacimento del bisogno d'interesse infermieristico di respirare.

Gli interventi infermieristici sono quindi successivi a un giudizio e alla definizione di un risultato che si desidera raggiungere. Si può affermare che gli interventi infermieristici sono attuati in modo intenzionale e che spesso l'infermiere associa più interventi per raggiungere il risultato atteso. L'osservazione di questi comportamenti e la definizione di BAI sopra descritta, consente di proporre un'iniziale nuova definizione di assistenza infermieristica.

L'assistenza infermieristica è un comportamento intenzionale volto a ripristinare uno o più processi umani alterati o a rischio di alterazione allo scopo di promuovere, mantenere, recuperare la salute e il benessere delle persone o alleviarne la sofferenza fino alla fine della vita. I processi umani su cui l'infermiere interviene sono bio-fisiologici, di difesa e protezione, di sviluppo e adattamento, e di apprendimento e si svolgono durante tutto il corso della vita. Questi processi avvengono in modo complesso, interconnesso, integrato e contemporaneo per garantire la vita, la salute e il pieno sviluppo dell'uomo. Gli infermieri intervengono quando situazioni fisiche, psichiche, spirituali, sociali e ambientali o la presenza di malattie determinano l'alterazione o il rischio di alterazione di uno o più processi.

> **L'assistenza infermieristica** è definita come un comportamento intenzionale volto a ripristinare uno o più processi umani alterati o a rischio di alterazione allo scopo di promuovere, mantenere e recuperare la salute e il benessere delle persone o alleviarne la sofferenza fino alla fine della vita.

Nel prossimo paragrafo s'illustrerà ulteriormente il percorso che, partendo da alcuni bisogni dell'uomo considerati d'interesse infermieristico (BII), porta all'identificazione dei BAI.

3. I bisogni di interesse infermieristico negli attuali contesti lavorativi e professionali dell'infermiere italiano

Nell'attuale situazione socio-sanitaria ciò che trova accordo fra tutti i professionisti e rappresenta un'esigenza delle famiglie e della comunità, è l'utilizzo di un approccio centrato sulla persona nel garantire l'assistenza. La soluzione dei problemi di salute negli attuali contesti chiede l'integrazione di saperi e competenze tradizionalmente appartenenti ad ambiti disciplinari diversi. La centralità della persona impone una riflessione sulle sue caratteristiche e la letteratura infermieristica, unita alla tradizione culturale italiana, trova nello studio dei **bisogni dell'uomo** un terreno comune (Meleis, 2013; Watson, 2013; Ruzzeddu, 2012, 2007; Paley, Eva, 2011; Celeste, 2009; Bocchi, Cerutti, 2007; Fawcett, 1984, 2005; ICN, 2005; Cantarelli, 2003; Casati, 2005, Henderson, 2003; Manara, 2000; McCormac, McCance, 2010; Motta, 2002; Chari et al., 1998; Manzoni,1996; Fawcett, 1984, 2005; Roper, Logan, Tierney, 1983, 2001; Zanotti 2003, 2010). Per spiegare l'assistenza infermieristica, gli autori di questi contributi teorici hanno definito il concetto di bisogno in funzione di elementi quali: i riferimenti concettuali adottati (provenienti da diverse discipline), l'ambito di esercizio professionale dell'infermiere consentito nel periodo e nel Paese di elaborazione, la personale formazione ed esperienza clinica, le necessità di sviluppo professionale e gli influssi culturali emergenti nel periodo storico della loro elaborazione.

Partendo dagli undici bisogni del Modello delle prestazioni infermieristiche, dalle esigenze espresse nei precedenti paragrafi e dalle necessità di sviluppo della pratica clinica italiana, sono stati identificati nove bisogni d'interesse infermieristico.

Nella **tabella 1** sono riportati i bisogni di interesse infermieristico (BII) individuati come sopra descritto. La scelta di alcuni termini (per esempio, bisogno di circolazione) è orientata dal linguaggio ICNP® che, ovviamente, risente delle scelte linguistiche adottate dagli infermieri dei vari paesi del mondo.

BISOGNI D'INTERESSE INFERMIERISTICO (BII)	
1	Bisogno di respirare
2	Bisogno di circolazione
3	Bisogno di alimentarsi e idratarsi
4	Bisogno di eliminazione urinaria
5	Bisogno di eliminazione intestinale
6	Bisogno di igiene
7	Bisogno di movimento
8	Bisogno di riposo e sonno
9	Bisogno di relazione

Tabella 1 - I bisogni d'interesse infermieristico (BII) secondo la presente elaborazione teorica.

I contenuti delle definizioni di Sironi e Baccin (2006), già in uso per fornire elementi teorici integrativi al MPI, sono state arricchite sulla base della letteratura scientifica più recente, tenendo presenti i termini e le definizioni già inclusi nell'ICNP®. Alla definizione dei BII individuati hanno concorso anche i riferimenti filosofici della *Caring Science*, così come declinati in ambito infermieristico da Jean Watson, e il costante riferimento all'approccio della complessità.

Nella **tabella 2 (a, b, c, d, e, f, g, h, i)** si riportano le definizioni dei bisogni d'interesse infermieristico.

BISOGNI D'INTERESSE INFERMIERISTICO	DEFINIZIONI DEI BISOGNI DI INTERESSE INFERMIERISTICO
Bisogno di respirare	La respirazione è indispensabile per la sopravvivenza e il bisogno di respirare è un bisogno umano fondamentale. I processi bio-fisiolgici garantiscono lo scambio di ossigeno e anidride carbonica tra l'ambiente e le cellule dell'organismo umano attraverso il sangue. Ciò avviene con il coinvolgimento delle vie aeree (superiori e inferiori), dei polmoni, della gabbia toracica, dei muscoli respiratori, del sistema nervoso centrale e del sistema cardiocircolatorio. Questo bisogno è spesso associato a quello di circolazione, alla compromissione dell'uno si può verificare l'alterazione dell'altro. Per rispondere a questo bisogno è necessario vivere in ambienti con aria salubre, rinnovare la ventilazione degli ambienti chiusi, garantire l'assenza di sostanze nocive e inquinanti nell'aria, mantenere pervie e umidificate le vie aeree. Le emozioni e i sentimenti, come la paura o il pianto, possono influire su questo bisogno sia nei suoi aspetti bio-fisiologici, sia nei processi di difesa e protezione come, per esempio, la capacità di mantenere pervie le vie aeree. Anche gli stili di vita influenzano notevolmente questo bisogno, in particolare quando riguardano la scelta di esporsi ad alcuni fattori di rischio come il fumo. Infine, la qualità di vita e di lavoro (importanti determinanti della salute) possono esporre a fattori di rischio quali sostanze nocive o polveri sottili che provocano alterazioni di questo bisogno.

Tabella 2 a – Definizione del bisogno di interesse infermieristico di respirare.

BISOGNI D'INTERESSE INFERMIERISTICO	DEFINIZIONI DEI BISOGNI DI INTERESSE INFERMIERISTICO
Bisogno di circolazione	La circolazione è indispensabile per la sopravvivenza e il bisogno di circolazione è un bisogno umano fondamentale. I processi bio-fisiolgici garantiscono il trasporto di sostanze nutritive e ossigeno alle singole cellule del corpo umano in base alle loro necessità, assicurando un adeguato flusso ematico ai tessuti. Ciò avviene con il coinvolgimento del sistema cardiocircolatorio, del sistema respiratorio, del sistema nervoso centrale e dell'apparato muscoloscheletrico. Questo bisogno è spesso associato a quello di respirazione, alla compromissione dell'uno si può verificare l'alterazione dell'altro. Attraverso la circolazione, l'organismo attiva immediatamente i processi di difesa da agenti patogeni esterni o interni: il sistema immunitario, il sistema endocrino, la vasocostrizione e la vasodilatazione, il mantenimento del bilancio idro-elettrolitico e l'accelerazione dei meccanismi di metabolismo cellulare. I processi di sviluppo e adattamento che influenzano questo bisogno sono legati a emozioni come la paura, l'ansia, la gioia, ma anche il *coping* e le reazioni al dolore e allo stress. Gli stili di vita hanno una notevole influenza su questo bisogno, in particolare quando riguardano l'esposizione a fattori di rischio come il fumo, le sostanze stimolanti come caffeina o droghe, le diete ricche di grassi.

Tabella 2 b – Definizione del bisogno di interesse infermieristico di circolazione.

BISOGNI D'INTERESSE INFERMIERISTICO	DEFINIZIONI DEI BISOGNI DI INTERESSE INFERMIERISTICO
Bisogno di alimentarsi e idratarsi	Il bisogno di mangiare e bere è indispensabile per la sopravvivenza e il bisogno di alimentarsi e idratarsi è un bisogno umano fondamentale. I processi bio-fisiolgici garantiscono che i cibi e i liquidi siano trasformati per ottenere i principi nutritivi essenziali per il mantenimento delle funzioni dell'organismo, lo sviluppo corporeo (in tutte le fasi della vita), la prevenzione delle malattie, il ripristino della salute. I principi nutritivi sono disponibili quando sono garantiti i processi fisiologici tipici dell'apparato digerente: la digestione, l'assorbimento e la secrezione. Questo bisogno permette all'uomo di crescere, prosperare ed evolversi non solo dal punto di vista fisico. Infatti, assumendo i cibi, si nutrono il corpo, la mente, le emozioni e lo spirito. L'alimentazione rappresenta uno dei primi momenti di gratificazione per il neonato e da questo *imprinting* nascono le associazioni con le situazioni emotive. Quando le emozioni sono rappresentate da stress, depressione o sofferenza possono comparire squilibri o disordini alimentari dei processi di adattamento e sviluppo. Questo bisogno è fortemente influenzato dai processi di apprendimento. Le abitudini alimentari sono apprese durante l'infanzia e possono modificarsi durante tutto l'arco della vita; risentono delle tradizioni e della cultura della famiglia e dell'ambiente nel quale la persona cresce, e subiscono una continua trasformazione in base alle conoscenze, alle scelte volontarie o alle esigenze di adeguarsi a una dieta.

Tabella 2 c – Definizione del bisogno di interesse infermieristico di alimentarsi e idratarsi.

BISOGNI D'INTERESSE INFERMIERISTICO	DEFINIZIONI DEI BISOGNI DI INTERESSE INFERMIERISTICO
Bisogno di eliminazione urinaria	Il bisogno di eliminare le urine è indispensabile per la sopravvivenza e il bisogno di eliminazione urinaria è un bisogno umano fondamentale. L'eliminazione delle scorie dei processi metabolici e di sostanze estranee o tossiche è garantita dai processi bio-fisiologici renali di produzione dell'urina (ultrafiltrazione, riassorbimento e secrezione) e dal sistema cardiocircolatorio. L'emissione dell'urina dalla vescica avviene con la minzione e coinvolge il sistema nervoso centrale. L'eliminazione urinaria, insieme alla circolazione, consente all'organismo di mantenere l'equilibrio idro-elettrolitico del sangue, di evitare intossicazioni endogene ed esogene, di controllare la pressione arteriosa e l'equilibrio acido-base. L'atto della minzione è appreso durante la prima infanzia e a esso si associano significati che sono unici per ogni persona e che possono generare stati d'animo quali pudore e vergogna. Questo bisogno è influenzato, oltre che dalla capacità di controllo neurologico, anche da emozioni (quali: ansia, estremo interesse, paura, gioia), norme, usi e costumi. Come la persona decide di assolvere ogni volta a tale bisogno è quindi legato all'importanza che attribuisce alle norme igieniche, all'integrità del proprio corpo, al significato di privacy.

Tabella 2 d – Definizione del bisogno di interesse infermieristico di eliminazione urinaria.

BISOGNI D'INTERESSE INFERMIERISTICO	DEFINIZIONI DEI BISOGNI DI INTERESSE INFERMIERISTICO
Bisogno di eliminazione intestinale	Il bisogno di eliminare le feci è indispensabile per la sopravvivenza e il bisogno di eliminazione intestinale è un bisogno umano fondamentale. Le feci sono il prodotto ultimo dei processi bio-fisiologici di digestione e assorbimento dei cibi e dei liquidi che avviene a livello intestinale. Le feci arrivano al retto mediante la peristalsi; la loro espulsione attraverso l'orifizio anale avviene con la defecazione. Nella defecazione sono coinvolti il sistema nervoso centrale e il sistema muscolo scheletrico. Il processo di produzione delle feci è importante per l'equilibrio idro-elettrolitico del corpo umano e per la produzione e l'assorbimento di alcune vitamine. Le feci, una volta formate a livello dell'ultimo tratto intestinale e pur contenendo ancora principi energetici, rappresentano un elemento ormai inutile e a volte dannoso per l'organismo umano. Il controllo della defecazione è appreso durante la prima infanzia e a esso si associano significati che sono unici per ogni persona e che possono generare stati d'animo quali pudore e vergogna. Questo bisogno è influenzato, oltre che dalla capacità di controllo neurologico, anche da emozioni (quali: ansia, estremo interesse, stress), norme, usi e costumi. Come la persona decide di assolvere ogni volta a tale bisogno è quindi legato all'importanza che attribuisce alle norme igieniche, all'integrità del proprio corpo, al significato di privacy.

Tabella 2 e – Definizione del bisogno di interesse infermieristico di eliminazione intestinale.

BISOGNI D'INTERESSE INFERMIERISTICO	DEFINIZIONI DEI BISOGNI DI INTERESSE INFERMIERISTICO
Bisogno di igiene	Le pratiche igieniche, personali e ambientali, sono fondamentali per mantenere la salute e il benessere delle persone. L'igiene personale riguarda la necessità che ogni persona ha di mantenere il proprio corpo e i propri indumenti puliti per sentirsi bene, mantenere la stima di sé, relazionarsi con gli altri e proteggersi da fattori dannosi per la salute. L'igiene ambientale è riferita alla necessità di vivere in un ambiente pulito, privo di microrganismi patogeni, sostanze nocive e inquinanti. Mantenere la cute e le mucose integre e in buone condizioni consente la protezione esterna dell'organismo. Il sistema immunitario rappresenta invece la principale difesa interna. Svolgere le pratiche igieniche va oltre le necessità fisiche e si arricchisce di significati connessi alla considerazione e immagine di sé, alla propria dignità, all'autostima e all'espressione della propria spiritualità. L'igiene ambientale include il significato attribuito alla relazione armonica della persona con l'ambiente. Il bisogno d'igiene è notevolmente influenzato dai processi di apprendimento. Le abitudini igieniche sono apprese gradualmente fino al termine dell'età evolutiva e possono modificarsi durante tutto l'arco della vita; esse risentono delle tradizioni e della cultura della famiglia e dell'ambiente nel quale la persona cresce. Queste abitudini possono subire trasformazioni in base alle conoscenze, alle condizioni socio-economiche, alla salute, alle scelte volontarie o alle esigenze di adeguarsi all'ambiente in cui si vive.

Tabella 2 f – Definizione del bisogno di interesse infermieristico di igiene.

BISOGNI D'INTERESSE INFERMIERISTICO	DEFINIZIONI DEI BISOGNI DI INTERESSE INFERMIERISTICO
Bisogno di movimento	Il bisogno di movimento è fondamentale per la salute e il benessere della persona. Il movimento è garantito dai complessi processi bio-fisiologici del sistema muscolo-scheletrico e neurologico che permettono alla persona di assumere posture, mantenere l'equilibrio, camminare, spostarsi, svolgere le attività quotidiane della vita (come, per esempio, le pratiche igieniche), mangiare e relazionarsi con gli altri e con l'ambiente. Inoltre il movimento produce energia che si apprezza in termini fisici (temperatura) e psichici (rilassamento e liberazione di endorfine). La progressiva acquisizione della capacità di muoversi favorisce la risposta alle esigenze quotidiane della vita; la graduale perdita di tale autonomia, fisiologica con l'invecchiamento, influisce sulla salute e il benessere della persona. Il movimento può esprimere una vasta gamma di emozioni (quali: paura, ansia, gioia) e di sentimenti (quali: rifiuto, impotenza, apertura o chiusura). Il movimento permette di affrontare emozioni e sentimenti (quali: rabbia, euforia, frustrazione) che, se trattenuti, diminuiscono il benessere. Una vita sedentaria e la mancanza di volontà nel compiere attività fisica quotidiana influiscono negativamente sulla qualità di vita della persona.

Tabella 2 g – Definizione del bisogno di interesse infermieristico di movimento.

BISOGNI D'INTERESSE INFERMIERISTICO	DEFINIZIONI DEI BISOGNI DI INTERESSE INFERMIERISTICO
Bisogno di riposo e sonno	Il bisogno di dormire e riposarsi è fondamentale per mantenere la salute e il benessere della persona. I processi bio-fisiologici di sonno-veglia seguono ritmi esogeni (variazioni stagionali, cicli lunari, cicli notte-giorno) e ritmi endogeni (ritmo circadiano e sistemi omeostatici). Questi ritmi generalmente funzionano in armonia e quelli endogeni si modificano con l'età. Lo stato di sonno permette di ripristinare l'equilibrio energetico, ottenendo il ristoro necessario per garantire lo svolgimento delle funzioni mentali e somatiche durante la veglia. Il sonno è notevolmente influenzato da una serie di processi di sviluppo e di adattamento. Per esempio, emozioni come la paura o l'euforia, stati d'animo di sfiducia o tristezza influiscono sui ritmi endogeni. La meditazione e la preghiera possono arrivare a influenzare i processi bio-fisiologici. Diversi fattori di rischio (quali: lavori notturni, stress, uso di sostanze stimolanti come la caffeina, uso di stupefacenti o di sostanze psicotrope) condizionano la qualità di vita e gli stili di vita.

Tabella 2 h – Definizione del bisogno di interesse infermieristico di riposo e sonno.

BISOGNI D'INTERESSE INFERMIERISTICO	DEFINIZIONI DEI BISOGNI DI INTERESSE INFERMIERISTICO
Bisogno di relazione	Il bisogno di relazionarsi è fondamentale per mantenere la salute e il benessere della persona. All'interno di questo bisogno si collocano tre esigenze distintive dell'essere umano: il bisogno di senso e di compimento, il bisogno di appartenenza e quello di sessualità. Ogni essere umano ha bisogno di relazionarsi, accettarsi ed essere accettato, appartenere a un gruppo (sociale, famigliare, culturale), esprimere le proprie idee e pensieri ad altri, innanzitutto per mantenere il contatto con la realtà. Questa competenza è distintiva degli esseri umani e richiede complesse capacità che coinvolgono l'interconnessione di processi bio-fisiologici di natura neurologica e ormonale, processi di sviluppo della personalità, processi di adattamento e di apprendimento. La capacità di relazionarsi passa attraverso la formulazione del pensiero, la possibilità di esprimerlo e di condividerlo. Per questo l'uomo usa il linguaggio o altre forme espressive e creative nella continua tensione a rispondere al suo desiderio di felicità.

Tabella 2 i – Definizione del bisogno di interesse infermieristico di riposo e sonno.

4. Il processo di assistenza infermieristica orientato dal Modello assistenziale dei processi umani e con l'impiego dell'ICNP®

Il punto di partenza del processo di assistenza infermieristica è l'incontro con la persona, la famiglia o la comunità. La conoscenza della persona, dei suoi familiari e del suo contesto di vita, sono essenziali per comprendere se presentano bisogni di assistenza infermieristica bisogno di ricevere interventi infermieristici. Il processo di assistenza infermieristica è il metodo che consente di conoscere e valutare la persona da un punto di vista infermieristico, identificare eventuali problemi assistenziali, pianificare e attuare gli interventi risolutivi, valutarne i benefici immediati e in un determinato arco di tempo. In tutte queste fasi la persona, la famiglia o le figure significative, sono coinvolte in modo attivo.

Partendo dai bisogni d'interesse infermieristico individuati (**tabelle 1 e 2**) s'intende precisare il ragionamento clinico sotteso al processo diagnostico e di risoluzione dei problemi nell'ambito infermieristico. Questo processo, che conduce a individuare i bisogni di assistenza infermieristica della persona (BAI) chiede di saper raccogliere, classificare, analizzare, sintetizzare e valutare un numero elevato d'informazioni. Queste sono raccolte utilizzando diversi strumenti come, per esempio, l'osservazione, l'esame fisico e l'intervista per arrivare a formulare un giudizio clinico relativo alla presenza di uno o più BAI.

Una volta identificati i BAI impiegando conoscenze, esperienza clinica e prove di efficacia, l'infermiere può stabilire i risultati attesi (o *outcome* infermieristici) da raggiungere attraverso i suoi interventi allo scopo di promuovere, mantenere, recuperare la salute della persona o alleviarne la sofferenza.

Le fasi del processo di assistenza infermieristica secondo il MAPU
sono le seguenti:
1. Valutazione infermieristica iniziale e continua.
2. Individuazione dei bisogni di assistenza infermieristica o
    diagnosi infermieristiche.
3. Definizione dei risultati attesi o *outcome* infermieristici.
4. Attuazione degli interventi infermieristici.

Nella **figura 2** si è cercato di rappresentare la dinamicità del processo di assistenza infermieristica orientato dal MAPU.

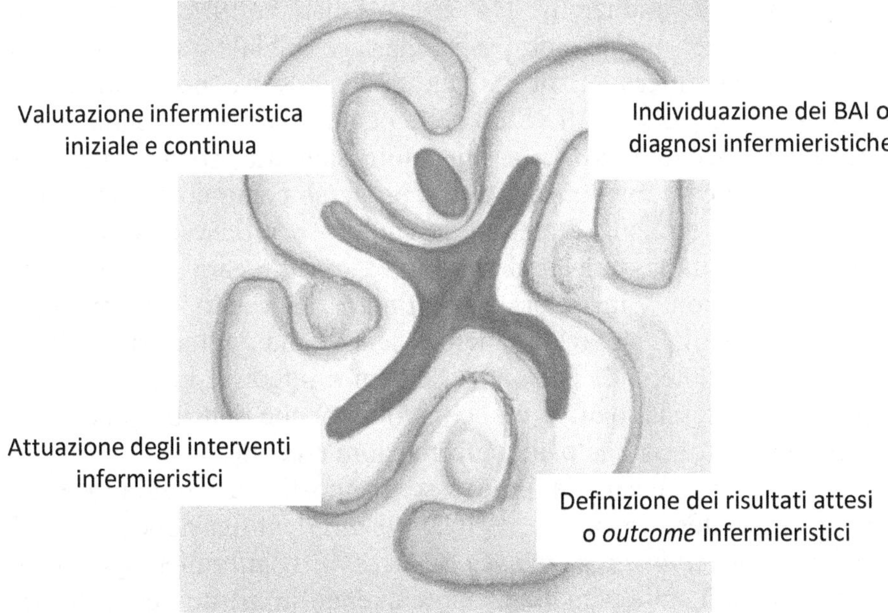

Figura 2 - Le fasi del processo di assistenza orientato dal MAPU e
l'ICNP (disegno di S. Puricelli).

La trattazione delle quattro fasi del processo di assistenza così denominate è, in questa pubblicazione, particolarmente sviluppata solo nella prima fase. Sebbene il Gruppo stia ancora lavorando sulle altre fasi, si è deciso di iniziare a proporre quanto elaborato per avere uno strumento da utilizzare nella didattica e stimolare l'impiego dell'ICNP®.

4.1 Valutazione infermieristica iniziale e continua

La letteratura definisce la prima fase del processo di assistenza infermieristica come *Assessment*, *Health Assessment* o *Nursing Assessment*. Le traduzioni e i testi italiani utilizzano da anni "accertamento" intendendo proprio la fase iniziale qui denominata "valutazione infermieristica". Questa fase, serve per valutare in modo globale lo stato di salute della persona e la sua eventuale necessità di ricevere assistenza di natura sanitaria, socio-sanitaria e infermieristica. La valutazione è un processo continuo e, come tale, chiede all'infermiere di mettere in campo specifiche conoscenze e abilità per tutta la durata del periodo di presa in carico della persona (valutazione iniziale e continua). Secondo la presente elaborazione, la valutazione include la raccolta dei dati riguardanti lo stato di salute della persona, i bisogni d'interesse infermieristico (BII) e i processi umani in essi coinvolti nonché l'attribuzione di un significato professionale alle informazioni raccolte.

La valutazione avvia il processo diagnostico che ogni infermiere deve mettere in atto per giungere all'identificazione dei BAI (*nursing phenomena, nursing diagnoses*[10]). L'infermiere osserva e raccoglie dati sulle persone assistite avendo in mente i concetti del MAPU[11], i bisogni d'interesse infermieristico (BII) e valutando in

---

[10] In seguito si utilizzerà solo l'acronimo BAI con il significato già spiegato nel secondo paragrafo.

[11] Il lavoro sugli elementi teorici del MAPU è solo ai suoi albori.

particolare i processi umani coinvolti in ciascun bisogno. Si tratta, a scopo esplicativo, di procedere da una valutazione iniziale più generale a una raccolta dati sui processi di ciascun bisogno d'interesse infermieristico. Nella valutazione generale l'infermiere raccoglie dati di tipo socio-anagrafico, svolge l'anamnesi patologica remota e prossima, l'anamnesi familiare e l'anamnesi psico-sociale. Raccogliendo dati sui BII l'infermiere valuta i processi coinvolti nella risposta a tali bisogni, partendo dalle proprie conoscenze ed esperienze cliniche. Come già introdotto nel paragrafo 2, l'alterazione o il rischio di alterazione di uno o più processi, rappresenta un bisogno di assistenza infermieristica (figura 3).

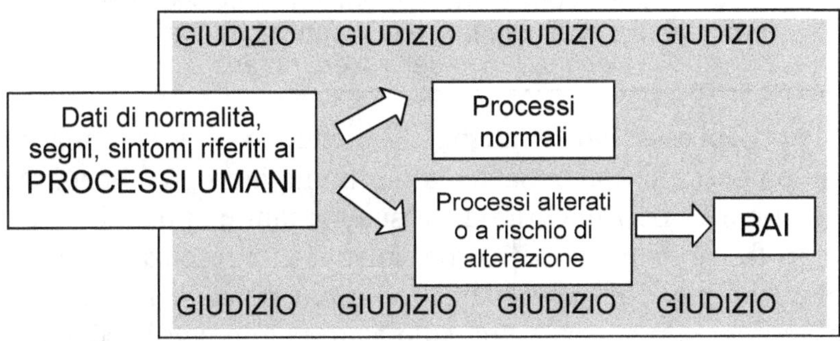

Figura 3 – Dai dati all'individuazione dei BAI.

Partendo dall'analisi dei termini ICNP®, utilizzando i riferimenti teorici già citati nel paragrafo precedente, e attingendo al background culturale dei componenti del Gruppo, sono stati individuate le seguenti quattro **tipologie di processi**: processi biofisiologici, processi di difesa e protezione, processi di sviluppo e adattamento e processi di apprendimento. Prima di presentare la descrizione delle quattro tipologie di processi, è necessario precisare che tutti i processi sono interconnessi, integrati e sovrapposti per garantire non solo la sopravvivenza, ma il pieno sviluppo dell'essere umano nella sua complessità. Essi mutano continuamente, s'influenzano reciprocamente e sono attivi dal momento del concepimento dell'uomo fino alla sua morte. L'infermiere valuta come questi processi si svolgono nella persona, nella famiglia o nelle comunità di cui si fa carico, in modo finalizzato a promuovere, mantenere o recuperare la salute.

Il suggerimento metodologico è, quindi, di non intendere questa suddivisione in modo rigido, ma di usarla in modo flessibile per orientare la raccolta dati all'interno dei BII e per includere tutti gli aspetti della persona nella sua interezza.

I processi bio-fisiologici, i processi di difesa e protezione, i processi di sviluppo e adattamento e i processi di apprendimento, orientano la raccolta dati all'interno dei BII, e non possono essere considerati in modo rigido poiché sono tra loro interconnessi, integrati e sovrapposti per garantire il pieno sviluppo dell'essere umano.

Per **processi bio-fisiologici** s'intendono tutte le funzioni e azioni omeostatiche che mantengono in vita il corpo umano. Questi processi chiedono l'integrità di tessuti, organi e apparati e garantiscono il funzionamento del corpo umano. La presenza di situazioni patologiche può compromettere uno o più processi bio-fisiologici. L'infermiere non si concentra sullo stato patologico in sé, ma sulla compromissione di questi processi, e interviene per contribuire a ristabilirne l'omeostasi. Per esempio, l'alterazione dei processi respiratori denominata dispnea, può avvenire in differenti situazioni patologiche. Se il medico si orienta a identificare e curare la patologia che genera tale sintomo, l'infermiere attua dei comportamenti per favorire la risoluzione della dispnea e l'omeostasi dei processi respiratori. Tali comportamenti sono rappresentati dagli interventi infermieristici di: mettere la persona in posizione semi-seduta, tranquillizzarla, somministrare ossigeno, misurare la saturazione.

Per **processi di difesa e protezione** s'intendono le funzioni di controllo di natura fisica, ambientale e sociale che garantiscono l'integrità della persona. Questi processi consentono di vivere evitando rischi e pericoli per mantenere la propria integrità e sicurezza e possono essere di diversa natura. Esempi di processi di natura fisica sono quelli immunitari e la tosse; il controllo del microclima, evitare danni da agenti esterni, vestirsi e svestirsi sono, invece, esempi di comportamenti che l'uomo mette in atto per controllare l'ambiente e renderlo confortevole e privo di pericoli. Infine, esistono processi di difesa e protezione di tipo sociale, finalizzati a garantire la privacy e a proteggere sé e la comunità da abusi, crimini, violenza e discriminazione.

Per **processi di sviluppo e adattamento** s'intendono le funzioni che riguardano la sfera psicologica e spirituale di ogni persona. Questi processi sono fondamentali per la crescita armonica di tutte le componenti costitutive dell'essere umano. Essi consentono alla persona di svilupparsi, adattarsi ed evolversi in funzione dell'età, del contesto di vita, dell'esperienza e delle relazioni con altri, esprimendo le proprie potenzialità. All'interno dei processi di sviluppo e adattamento rivestono un ruolo significativo: le emozioni e l'affettività, la ricerca di significato per la propria vita (incluse le convinzioni personali e il credo religioso), gli atteggiamenti, le motivazioni, le attitudini e i vissuti nelle relazioni con gli altri.

Per **processi di apprendimento** s'intendono le funzioni che permettono alla persona di conoscere, esprimere giudizi, prendere decisioni, risolvere problemi, per portare il proprio contributo all'interno della comunità in cui vive e, in generale, nella società. All'interno di questi processi si possono considerare il pensiero critico, la capacità di risolvere problemi e prendere decisioni, il livello di conoscenze, la capacità di apprendere e applicare conoscenze in situazioni reali, le abitudini, gli stili di vita, gli influssi culturali del gruppo di appartenenza.

Il lavoro d'integrazione tra le fonti di tipo bio-medico, infermieristico, psicologico e clinico consultate e i termini inclusi nell'ICNP® come focus della pratica professionale degli infermieri di tutto il mondo, hanno portato a una riflessione sui processi umani su cui l'infermiere agisce. Il lavoro, condotto in piccoli gruppi in base all'*expertise* degli infermieri docenti e tutor delle sezioni di corso di laurea dei due Atenei, ha portato all'individuazione di numerosi processi, stati e termini ICNP per ogni BII. Considerando che questi elementi (processi, stati, termini) erano frequentemente coinvolti in diversi BII, è stata operata una sintesi di quelli principali, raggruppandoli per tipologia di processi (bio-fisiologici, di difesa e protezione, di sviluppo e adattamento, di apprendimento) e indipendentemente dai BII. I principali processi coinvolti sono riportati nella **tabella 3** e sono quindi da considerare, ai fini della fase di valutazione del processo di assistenza, in relazione ai BII.

Il consenso è stato raggiunto a seguito di un ampio confronto fra infermieri docenti e tutor delle sezioni di corso di laurea dei due Atenei.

TIPOLOGIE DI PROCESSI	PROCESSI - STATI – TERMINI ICNP®
Processi bio-fisiologici	Stato dell'apparato cardio-circolatorio [10033946] Funzionalità cardio-circolatoria [10004416] Sato dell'apparato gastrointestinale [10034122] Funzionalità dell'apparato gastro-intestinale [10008366] Stato dell'apparato muscolo-scheletrico [10012112] Funzionalità dell'apparato muscolo-scheletrico [10012363] Stato neurologico [10013141] Funzionalità del sistema nervoso [10013102] Stato dell'apparato respiratorio [10016962] Funzionalità dell'apparato respiratorio [10016991] Apparato riproduttivo [10016841] Funzionalità dell'apparato riproduttivo [10016861] Apparato tegumentario [10010428] Processi del sonno [10041399] Sensorio [10017867] Percezione sensoriale [10024042] Funzionalità dell'apparato tegumentario [10021607] Stato dell'apparato urinario [10026766] Funzionalità dell'apparato urinario [10020445]

TIPOLOGIE DI PROCESSI	PROCESSI - STATI – TERMINI ICNP®
Processi di difesa e protezione	Stato di coscienza [10004975] Funzionalità del sistema regolatore [10016621] Sistema immunitario [10025056] Funzionalità del sistema immunitario [10009789] Processi ambientali [10007009] Confort [10004655] Privacy [10015758] Sicurezza [10017441]
Processi di sviluppo e adattamento	Stato psicologico [10015988] - Umore [10036241] Processi psicologici [10015961] - Atteggiamenti [10002930] - Emozioni [10006765] - Funzioni cognitive [10004485] Processi spirituali [10018596] - Relazioni [10016684]
Processi di apprendimento	Processi sociali [10018406] Conoscenze [10011042] Capacità [10000034] Comportamenti [10003217] Adesione [10030298]

Tabella 3 – Processi dell'ICNP® raggruppati nelle quattro tipologie di processi umani individuate nel MAPU che orientano la valutazione infermieristica e gli interventi infermieristici.

Oltre alla sintesi rappresentata nella **tabella 3**, e per meglio orientare la fase della valutazione iniziale, i processi sono presentati in relazione ai bisogni d'interesse infermieristico. Una sintetica guida per eseguire una raccolta dati sistematica orientata dai bisogni d'interesse infermieristico e dai processi individuati è proposta nel **paragrafo 4.1.1**.

Questa guida ha lo scopo di evitare ripetizioni nella raccolta dei dati e tiene conto dei principali processi coinvolti in ciascun BII. È quindi da utilizzare in modo elastico poiché, come già specificato in precedenza, i processi umani sono tra loro interconnessi e ognuno può influenzare tutti i BII. Per esempio, i processi spirituali sono da considerare tra i processi di sviluppo e adattamento all'interno di tutti i BII, ma sono stati dettagliati solo nel BII di relazione.

4.1.1 Valutazione iniziale orientata dal MAPU

L'infermiere inizia svolgendo la valutazione generale della persona, in cui annota i dati di tipo socio-anagrafico, raccoglie l'anamnesi patologica remota e prossima, l'anamnesi familiare e l'anamnesi psico-sociale. Successivamente procede con la valutazione dei BII e dei processi in essi coinvolti. In questo sotto-paragrafo si riportano alcuni suggerimenti di metodologia infermieristica clinica nati dall'esperienza didattica del Gruppo e orientati dal MAPU.

Bisogno di interesse infermieristico di relazione

Per raccogliere dati sul bisogno di relazione è necessario procedere alla valutazione dei processi bio-fisiologici, di difesa e protezione, di sviluppo e adattamento e di apprendimento coinvolti in questo BII.

Nei processi bio-fisiologici è necessario valutare lo stato e la funzionalità del sistema nervoso. Per esempio, si considereranno le funzioni nervose coinvolte nella relazione come il linguaggio, l'espressione del volto, la gestualità, riportando i dati di normalità o gli eventuali segni e sintomi rilevati (per esempio, afasia, emiparesi facciale, emiplegia). Si proseguirà con la valutazione dello stato e della funzionalità dell'apparato riproduttivo, considerando lo sviluppo dell'apparato genitale, il menarca, lo stato di gravidanza, la menopausa ed eventuali condizioni problematiche quali, per esempio, l'infertilità, l'andropausa o l'impotenza. Infine, all'interno dei processi bio-fisiologici, sono da considerare il sensorio e la percezione sensoriale, raccogliendo i dati sugli organi di senso, la percezione del dolore e la sua valutazione tramite opportune scale o indici.

Nei processi di sviluppo e adattamento all'interno del BII di relazione, è necessario valutare i processi psicologici e spirituali come, per esempio, lo stato emotivo, il tono dell'umore, le convinzioni, la motivazione, le abitudini spirituali (preghiera, meditazione).

Nei processi di apprendimento è opportuno valutare la sfera delle conoscenze, le capacità, i comportamenti della persona, inclusa l'adesione alle indicazioni specifiche ricevute. Per esempio, la conoscenza dei fattori che influenzano la relazione (attività ricreative, hobby, abuso di sostanze), le capacità di utilizzare i presidi per la comunicazione (protesi acustiche, ausili in sostituzione della comunicazione verbale), l'impiego della comunicazione gestuale e degli ausili per la gestione e il controllo del dolore. Si considererà, infine, la condizione della persona nei confronti degli altri, per esempio il suo ruolo sociale e familiare, l'attività lavorativa, la cultura di provenienza e la sua condizione economica e abitativa.

Il bisogno di interesse infermieristico di movimento

Nei processi bio-fisiologici è necessario valutare lo stato e la funzionalità dell'apparato muscolo-scheletrico considerando, per esempio, il tono e il trofismo muscolare e la mobilità articolare. Si valutano inoltre lo stato e la funzionalità del sistema nervoso considerando, per esempio, la presenza di paralisi, clonie, deficit della coordinazione o dell'equilibrio, la capacità di controllo del tronco e l'andatura. Con l'utilizzo di opportune scale di valutazione è possibile procedere, per esempio, alla valutazione della tolleranza all'attività fisica.

Nei processi di difesa e protezione è necessario valutare i processi ambientali, il confort, la privacy e la sicurezza per gli aspetti connessi al movimento. Si considereranno, per esempio, il confort nelle posture assunte, la sicurezza della persona durante gli spostamenti e la mobilizzazione.

Nei processi di sviluppo e adattamento è utile valutare i processi psicologici e spirituali che influenzano il bisogno considerando, per esempio, lo stato emotivo, il tono dell'umore, gli atteggiamenti e le motivazioni.

Nei processi di apprendimento serve valutare la sfera delle conoscenze, capacità e comportamenti della persona (inclusa l'adesione ai trattamenti). Si considereranno, per esempio, la conoscenza dei fattori che influenzano il movimento, le capacità di deambulazione e mobilizzazione, e la capacità di utilizzare gli appositi presidi come trapezio, staffa, bastone, deambulatore. Infine, nella raccolta dati sul bisogno di movimento, è necessario valutare la presenza e l'impiego di presidi come tutori ortopedici, materassi antidecubito o sollevatore.

Il bisogno di interesse infermieristico di igiene

Per raccogliere dati sul bisogno d'igiene è necessario procedere alla valutazione dei processi bio-fisiologici, di difesa e protezione, di sviluppo e adattamento e di apprendimento coinvolti in questo BII e riportati di seguito.

Nei processi bio-fisiologici si valutano lo stato e la funzionalità dell'apparato tegumentario; per esempio, si considereranno le caratteristiche della cute e delle mucose, degli annessi cutanei, il regime di cura del cavo orale e si indicheranno i dati di normalità. Fra questi, alcuni sono il colore, il calore, l'elasticità e lo stato d'idratazione così come gli eventuali segni e sintomi rilevati quali la presenza di eritemi, pomfi, bolle, escoriazioni, ferite, ragadi, croste e cicatrici. Si segnaleranno, inoltre, la presenza e la tipologia di medicazioni.

Nei processi di difesa e protezione è necessario valutare i processi ambientali, il confort e la privacy. Si considererà, per esempio, l'influenza del clima, delle radiazioni, della contaminazione ambientale, della presenza di persone estranee o dell'altro sesso nella risposta al BII d'igiene.

Nei processi di sviluppo e adattamento si valutano i processi psicologici e spirituali rilevanti per questo bisogno, per esempio, lo stato emotivo, il tono dell'umore, le convinzioni, la motivazione, le abitudini spirituali legate all'igiene e l'immagine di sé.

Infine, nei processi di apprendimento si valutano la sfera delle conoscenze, le capacità, i comportamenti della persona, inclusa l'adesione alle indicazioni sulla gestione della cura del proprio aspetto. Si considererà, per esempio, la capacità di eseguire l'igiene, di vestirsi e svestirsi, di utilizzare i presidi per l'igiene. Si valuteranno anche i processi socio-culturali, come le caratteristiche dell'abitazione e le condizioni socio - economiche. Nei processi di apprendimento è da tenere presente l'impiego di prodotti specifici per eseguire l'igiene così come l'utilizzo di ausili quali presidi ortesici e manopole.

Il bisogno di interesse infermieristico di alimentarsi e idratarsi

Per raccogliere dati sul bisogno di alimentarsi e idratarsi è necessario procedere alla valutazione dei processi bio-fisiologici, di difesa e protezione, di sviluppo e adattamento e di apprendimento coinvolti in questo BII.

Nei processi bio-fisiologici si valutano lo stato e la funzionalità dell'apparato gastrointestinale riportando i dati rilevanti per questo bisogno. Occorre considerare, per esempio, la masticazione, l'integrità del cavo orale, la deglutizione, indicando i dati di normalità ed evidenziando eventuali segni e sintomi quali, per esempio, edentulia, protesi dentarie, sondino nasogastrico, PEG, disfagia, nausea e vomito. Occorre inoltre valutare lo stato nutrizionale, riportando i dati antropometrici più opportuni e i valori ematochimici di riferimento. Con l'utilizzo di scale o indici è possibile procedere alla valutazione dello stato nutrizionale e della capacità di deglutizione.

Nei processi di difesa e protezione si considerano i processi ambientali, il confort, la privacy e la sicurezza per gli aspetti che influenzano il bisogno. Si valuteranno, per esempio, le condizioni ambientali e il confort nell'assumere posture favorenti l'alimentazione e l'idratazione.

Nei processi di sviluppo e adattamento è necessario valutare i processi psicologici e spirituali rilevanti per questo bisogno. Si considereranno, oltre allo stato emotivo, le convinzioni spirituali che possono influenzarlo.

Nei processi di apprendimento si valutano le conoscenze, le capacità, le tradizioni culturali, i comportamenti della persona e la sua adesione a diete specifiche. Si considerano, per esempio, la conoscenza dei fattori che influenzano il bisogno, le abitudini e le preferenze alimentari, le capacità di preparare gli alimenti, di utilizzare posate e bicchieri, di gestire la protesi dentaria e altri presidi per l'alimentazione enterale naturale o artificiale. Infine, nella raccolta dati sul bisogno di alimentarsi e idratarsi, è necessario valutare la presenza e l'impiego di presidi quali posate con impugnature adattate, bicchieri con manici particolari o piatti porzionati.

Il bisogno di interesse infermieristico di eliminazione intestinale
Per raccogliere dati sul bisogno di eliminazione intestinale è necessario procedere alla valutazione dei processi bio-fisiologici, di difesa e protezione, di sviluppo e adattamento e di apprendimento prevalentemente coinvolti in questo BII.

Nei processi bio-fisiologici è necessario esaminare lo stato e la funzionalità dell'apparato gastrointestinale riportando i dati rilevanti per questo bisogno. Occorre considerare, per esempio, i caratteri delle feci e della defecazione indicando i dati di normalità su frequenza, colore, consistenza e forma. Ciò consente di evidenziare eventuali segni e sintomi come, per esempio, feci ipocoliche, melena, stipsi, diarrea, distensione addominale, incontinenza fecale, anche attraverso l'esame fisico dell'addome e dell'area perianale.

Nei processi di difesa e protezione si valutano i processi ambientali, il confort, la privacy e la sicurezza per gli aspetti che influenzano il bisogno. Si considereranno, per esempio, la condizione abitativa, le barriere architettoniche, la disponibilità di servizi igienici e il confort nell'assunzione di posture favorenti l'eliminazione intestinale.

Nei processi di sviluppo e adattamento è necessario valutare i processi psicologici e spirituali che sono rilevanti per il bisogno. Si considereranno, oltre allo stato emotivo e il tono dell'umore, le eventuali convinzioni e abitudini spirituali che possono influenzare il bisogno.

Nei processi di apprendimento si valutano le conoscenze, le capacità, i comportamenti della persona e l'adesione ai trattamenti. Si vaglieranno, per esempio, la conoscenza dei fattori che influenzano il bisogno, le abitudini personali, il tipo di alimentazione, l'attività fisica, le capacità di utilizzare i servizi igienici e gli eventuali presidi per l'eliminazione intestinale. Infine, nella raccolta dati sul bisogno di eliminazione intestinale è necessario valutare la presenza e l'impiego di ausili e presidi quali, per esempio, i pannoloni, le sacche per colostomie o ileostomie, la padella e la comoda.

Il bisogno di eliminazione urinaria

Per raccogliere dati sul bisogno di eliminazione urinaria è necessario procedere alla valutazione dei processi bio-fisiologici, di difesa e protezione, di sviluppo e adattamento e di apprendimento coinvolti in questo BII.

Nei processi bio-fisiologici si passano in rassegna lo stato e la funzionalità dell'apparato urinario considerando; per esempio, i caratteri delle urine e la minzione e indicando sia i dati di normalità quali la frequenza, il volume, il peso specifico, il pH e il colore, sia eventuali segni e sintomi come, per esempio, oliguria, poliuria, disuria, ritenzione urinaria e incontinenza urinaria.

Nei processi di difesa e protezione si valutano i processi ambientali, il confort, la privacy e la sicurezza per gli aspetti che influenzano il bisogno. Si osservano, per esempio, la condizione abitativa, la disponibilità di servizi igienici, la possibilità di preservare la privacy e il confort nell'assunzione di posture favorenti l'eliminazione urinaria.

Nei processi di sviluppo e adattamento è necessario valutare i processi psicologici e spirituali che sono rilevanti per il bisogno. Si considereranno, oltre allo stato emotivo e il tono dell'umore, le convinzioni spirituali che possono influenzare il bisogno.

Nei processi di apprendimento si valutano le conoscenze, le capacità, i comportamenti della persona e l'adesione ai trattamenti. Si considerano, per esempio, la conoscenza dei fattori che influenzano il bisogno, le abitudini igieniche personali, il tipo di alimentazione e idratazione, la capacità di utilizzare i servizi igienici e la presenza di presidi per l'eliminazione urinaria. Infine, nella raccolta dati sul bisogno di eliminazione urinaria è necessario valutare la presenza e l'impiego di ausili e presidi quali, per esempio, i pannoloni, le sacche per urostomia, il catetere vescicale, il catetere sovra-pubico, il condom (catetere esterno), la padella e il pappagallo.

Il bisogno di interesse infermieristico di circolazione

Per raccogliere dati sul bisogno di circolazione è necessario procedere alla valutazione dei processi bio-fisiologici, di difesa e protezione, di sviluppo e adattamento e di apprendimento coinvolti in questo BII.

Nei processi bio-fisiologici si raccolgono tutte le informazioni sullo stato e la funzionalità dell'apparato cardio-circolatorio considerando, per esempio, i parametri vitali e la circolazione periferica, indicando la presenza di segni e sintomi quali: tachicardia, rossore cutaneo, edemi.

Nei processi di difesa e protezione si valuta la funzionalità del sistema regolatore con particolare riferimento alla termoregolazione e al bilancio idro-elettrolitico. Si considera inoltre la funzionalità del sistema immunitario, indicando stati di immunodeficienza anche attraverso l'interpretazione di esami ematochimici specifici. Nella raccolta dati sui processi ambientali, il confort, la privacy e la sicurezza si considereranno gli aspetti che influenzano il bisogno.

Nei processi di sviluppo e adattamento si osservano i processi psicologici e spirituali che influenzano il bisogno. Si considereranno, per esempio, lo stato emotivo, il tono dell'umore, gli atteggiamenti, la volontà e le motivazioni.

Nei processi di apprendimento è necessario valutare la sfera delle conoscenze, capacità e comportamenti della persona, inclusa l'adesione ai trattamenti. Si considereranno, per esempio, la conoscenza dei fattori che influenzano la circolazione, le abitudini alimentari, l'abuso di sostanze, la capacità di gestire presidi infusivi oppure di convivere con *device* cardiaci quali, per esempio, pacemaker e defibrillatori impiantabili. Infine, nella raccolta dati sul bisogno di circolazione, si verifica la presenza di presidi come cateteri venosi periferici, cateteri venosi centrali, drenaggi e calze elastiche.

Il bisogno di interesse infermieristico di respirare

Per raccogliere dati sul bisogno di respirare è necessario procedere alla valutazione dei processi bio-fisiologici, di difesa e protezione, di sviluppo e adattamento e di apprendimento coinvolti in questo BII.

Nei processi bio-fisiologici si ottengono le informazioni utili per stabilire lo stato e la funzionalità dell'apparato respiratorio considerando, per esempio, i caratteri del respiro e dell'espettorato, valutando la pervietà delle vie aeree, eseguendo l'esame fisico del torace, rilevando la saturazione dell'ossigeno. Si segnaleranno i dati di normalità e la presenza di segni e sintomi come, per esempio, dispnea, cianosi, emoftoe, sibili, fischi, ronchi, rantoli ed esami ematochimici che indicano alterazioni della funzionalità respiratoria.

Nei processi di difesa e protezione è necessario valutare i processi ambientali, il confort e la privacy per gli aspetti che influenzano il bisogno. Si considereranno, per esempio, la temperatura e l'umidità dell'aria, l'areazione dei locali, l'igiene ambientale oppure il confort delle posture assunte per favorire la respirazione.

Nei processi di sviluppo e adattamento si raccolgono dati sui processi psicologici e spirituali che influenzano il bisogno. Si valutano, per esempio, lo stato emotivo, il tono dell'umore e le convinzioni e abitudini spirituali.

Nei processi di apprendimento si verifica la sfera delle conoscenze, delle capacità e dei comportamenti della persona inclusa l'adesione ai trattamenti. Si considerano, per esempio, la conoscenza dei fattori che influenzano la respirazione, la capacità di utilizzare i presidi per la respirazione, di assumere posture o effettuare esercizi respiratori, l'abitudine al fumo e l'abuso di sostanze. Infine, nella raccolta dati sul bisogno di respirare serve valutare la presenza e l'impiego di presidi per l'ossigenoterapia e per la respirazione come, per esempio, apparecchi per la CPAP notturna e la presenza di tracheostomie.

Il bisogno di interesse infermieristico di riposo e sonno

Per raccogliere dati sul bisogno di riposo e sonno si procede valutando i processi bio-fisiologici, di difesa e protezione, di sviluppo e adattamento e di apprendimento coinvolti in questo BII.

Nei processi bio-fisiologici è necessario raccogliere tutte le informazioni utili a valutare il sonno considerandone, per esempio, il ritmo, la durata, la latenza e i ritmi circadiani; si indicheranno i dati di normalità ed eventuali segni e sintomi come, per esempio, l'insonnia, la narcolessia, il sonnambulismo, la presenza di incubi o di frequenti risvegli notturni.

Nei processi di difesa e protezione si valutano i processi ambientali, il confort e la privacy riportando i dati rilevanti. Si considerano, per esempio, l'influenza del microclima (rumore, luce, temperatura), il confort delle posture favorenti il riposo e il sonno e la privacy.

Nei processi di sviluppo e adattamento si valutano i processi psicologici e spirituali considerando, per esempio, lo stato emotivo, il tono dell'umore, le convinzioni, la volontà, la motivazione e le abitudini spirituali (es. preghiera, meditazione) che possono influenzare il bisogno.

Nei processi di apprendimento è necessario valutare la sfera delle conoscenze, le capacità, i comportamenti della persona, inclusa l'adesione ai trattamenti. Si considereranno, per esempio, i rituali che favoriscono il sonno (lettura di libri, tazza di camomilla, igiene personale), la conoscenza dei fattori che influenzano il sonno (l'assunzione di caffeina o altre sostanze eccitanti, l'esercizio fisico) e l'influenza della cultura sul sonno (sonnellino pomeridiano, condivisione del letto mamma/bambino, condivisione della stanza con altre persone). Infine, nella raccolta dati sul bisogno di riposo e sonno, è necessario valutare la presenza e l'impiego di presidi che favoriscono o ostacolano il sonno come tappi auricolari, mascherine oscuranti, presidi immobilizzanti.

4.2 Individuazione dei BAI o diagnosi infermieristiche

L'**individuazione del BAI** è il giudizio clinico espresso dall'infermiere al termine dell'interpretazione e sintesi di tutti i dati raccolti per ciascun bisogno d'interesse infermieristico e per ciascun processo in esso coinvolto. L'individuazione dei BAI richiede all'infermiere: accuratezza nella raccolta dei dati, capacità di ragionamento clinico, impiego di linee guida o risultati di ricerca ed esperienza (Benner, 2003). Questa fase del processo è modulata in funzione della reale situazione assistenziale e tiene conto delle priorità emergenti. Per esempio, intervenire per migliorare l'umore depresso di una persona è essenziale prima di prevedere qualsiasi intervento educativo o di miglioramento dell'adesione a un programma terapeutico.

L'individuazione del BAI, come già descritto nei paragrafi precedenti, coincide con la diagnosi infermieristica ICNP®. Dato l'elevato numero di diagnosi pre-codificate e già validate presenti nella terminologia ICNP® si suggerisce, prima di comporne una nuova, di verificare che non sia già presente.

Verificare in via preferenziale se è già presente la diagnosi in quelle pre-codificate (*pre-coordinated diagnosis*) nella terminologia ICNP®.

Come anticipato, l'individuazione del BAI esprime in modo sintetico un giudizio sull'alterazione o il rischio di alterazione di un processo bio-fisiologico, di difesa e protezione, di apprendimento oppure di sviluppo e adattamento.

I BAI individuati non appartengono all'uno o all'altro bisogno d'interesse infermieristico, ma sono il risultato di una raccolta dati che tiene conto di tutti i BII e dei processi in essi coinvolti. Per esempio, l'individuazione del BAI Stipsi[12] può tener conto dei dati raccolti nei bisogni di eliminazione intestinale, movimento, circolazione e nel bisogno di relazione (vedi **tabella 4**).

---

[12] Si scrivono con la lettera maiuscola i termini ICNP, anche senza riportare sempre i rispettivi codici.

	DATI SUL BII DI ELIMINAZIONE INTESTINALE	DATI SUL BII DI MOVIMENTO	DATI SUL BII DI CIRCOLAZIONE	DATI SUL BII DI RELAZIONE
PROCESSI BIO-FISIOLOGICI	DEFECAZIONE: feci dure, una o meno di un'evacuazione a settimana.			
PROCESSI DI DIFESA E PROTEZIONE			APPORTO DI LIQUIDI: meno di 500 millilitri al giorno.	
PROCESSI DI SVILUPPO E ADATTAMENTO				PROCESSI PSICOLOGICI: stato di stress lavorativo intenso.
PROCESSI DI APPRENDIMENTO		ESERCIZIO FISICO: nessuna attività fisica nell'arco della settimana, nessun esercizio alla muscolatura addominale, vita sedentaria.		

Tabella 4 – Esempio di raccolta dati riferiti ai quattro processi che può portare all'individuazione del BAI Stipsi.

Nella **tabella 5 (a, b)** si riporta un esempio di individuazione del BAI Lesione da pressione (codice 10025798). Anche in questo caso è possibile osservare la presenza di dati derivanti da diversi BII per l'individuazione del BAI Lesione da pressione.

	DATI SUL BII DI MOVIMENTO	DATI SUL BII DI IGIENE	DATI SUL BII DI ELIMINAZIONE URINARIA	DATI SUL BII DI ELIMINAZIONE INTESTINALE	DATI SUL BII DI ALIMENTAZIONE E IDRATAZIONE
PROCESSI BIO-FISIOLOGICI			MINZIONE: incontinenza urinaria.	DEFECAZIONE: sei scariche di feci liquide giornaliere.	ALIMENTAZIONE: segni di malnutrizione.

Tabella 5 a - Esempio di raccolta dati riferiti ai processi bio-fisiologici per il BAI Lesione da pressione.

	DATI SUL BII DI MOVIMENTO	DATI SUL BII DI IGIENE	DATI SUL BII DI ELIMINAZIONE URINARIA	DATI SUL BII DI ELIMINAZIONE INTESTINALE	DATI SUL BII DI ALIMENTAZIONE E IDRATAZIONE
PROCESSI DI DIFESA E PROTEZIONE		INTEGRITÀ DELLA CUTE: arrossamento sacrale che non regredisce alla digitopressione.			
PROCESSI DI SVILUPPO E ADATTAMENTO	CAPACITÀ DI MUOVERSI: movimenti volontari ridotti.				
PROCESSI DI APPRENDIMENTO		CONOSCENZE: il caregiver riferisce di non conoscerei prodotti specifici per medicare la lesione.			

Tabella 5 b – Esempio di raccolta dati riferiti agli altri tre processi per il BAI Lesione da pressione

Nel linguaggio ICNP® le diagnosi infermieristiche rappresentano il giudizio professionale. Le diagnosi infermieristiche sono negative quando esprimono il problema della persona assistita cui l'infermiere darà risposta attraverso gli interventi infermieristici (per esempio, Lesione da pressione 10025798). Le diagnosi infermieristiche sono invece positive quando esprimono l'assenza di un problema che è importante escludere dal punto di vista clinico all'interno della documentazione sanitaria e infermieristica (per esempio Assenza di lesioni da pressione 10029065). Per questo motivo la valutazione infermieristica iniziale e continua può portare a identificare diagnosi infermieristiche ICNP® negative e positive a seconda delle caratteristiche della persona e del contesto assistenziale. Per esempio, all'ingresso di un paziente in una lungodegenza a seguito di un ricovero in terapia intensiva, potrebbe essere di estrema importanza documentare la diagnosi positiva Assenza di lesioni da pressione, poiché questo è un importante esito per l'assistenza infermieristica e sanitaria (ICN, 2012). Come sarà meglio spiegato in seguito, le diagnosi positive incluse nell'ICNP® sono utili anche per la definizione del risultato atteso (terza fase del processo di assistenza infermieristica presentato in questo documento).

La diagnosi positiva nel MAPU non rappresenta un BAI, mentre l'individuazione dei BAI può essere espressa attraverso tre modalità: impiegando una diagnosi infermieristica negativa pre-codificata; aggiungendo uno o più termini ad una diagnosi infermieristica negativa pre-codificata, creando una diagnosi non pre-codificata.

Un esempio della prima modalità è l'impiego della diagnosi negativa ICNP® (*ICNP® negative diagnoses*) già codificata Stipsi, alla quale è attribuito il codice 10000567.

La seconda modalità con cui si può esprimere un BAI è specificando ulteriormente una diagnosi pre-codificata aggiungendo alla diagnosi infermieristica pre-codificata uno o più termini provenienti da tutti gli assi dell'ICNP®. Per esempio, partendo dalla diagnosi pre-codificata Carenza di conoscenze sui farmaci (10025975), è possibile specificarla meglio utilizzando una parola dell'asse persona per indicare la Carenza di conoscenze sui farmaci da parte del caregiver (10003958, caregiver + 10025975 Carenza di conoscenze sui farmaci).

Infine, nei casi in cui le diagnosi negative pre-codificate[13] non siano sufficienti per descrivere il BAI identificato, è possibile formulare diagnosi infermieristiche non pre-codificate seguendo le indicazioni delle linee guida pubblicate dall'ICN (ICN, 2008). In sintesi, una diagnosi non-codificata deve includere un termine dell'asse focus e uno dell'asse giudizio.

La costruzione di nuove diagnosi richiede la segnalazione al Centro italiano per la ricerca e lo sviluppo dell'ICNP® poiché coinvolge la sua validazione da parte dell'ICN secondo il processo descritto sul sito (http://www.icn.ch/what-we-do/icnpr-concept-submission-a-review-process-model/tramite http://www.icnp.center/italy/).

Una diagnosi non-codificata deve includere un termine dell'asse *focus* e uno dell'asse **giudizio**.
La costruzione di nuove diagnosi richiede la segnalazione al Centro italiano per la ricerca e lo sviluppo dell'ICNP®.

4.3 Definizione dei risultati attesi o *outcome* infermieristici

La terza fase del processo di assistenza infermieristica è la **definizione dei risultati attesi**. Il percorso didattico e l'utilizzo della pianificazione assistenziale nelle unità operative, ormai in atto da diversi anni, ha evidenziato la necessità di formulare con un linguaggio semplice e conciso lo scopo, finalità o risultato che ci si

---

[13] In questo documento pre-codificato e già codificato sono da intendere come sinonimi. Si è scelto di non utilizzare la traduzione letterale pre-coordinato.

attende dalla pratica infermieristica clinica. L'impiego delle diagnosi positive o *outcome* dell'ICNP® facilita questo processo.

Questa fase esplicita il risultato atteso o auspicabile degli interventi infermieristici messi in atto per agire sui processi umani alterati o a rischio di alterazione, al fine di promuovere o ripristinare la salute e il benessere della persona. Così intesa, la definizione dei risultati attesi o *outcome* può essere espressa attraverso le diagnosi positive ICNP®. Per semplificare l'impiego della terminologia, si specifica che diagnosi negative (BAI) e diagnosi positive (risultati attesi o *outcome*) sono raccolti all'interno dello stesso asse sotto la voce Diagnosi/Outcomes/Risultati (si veda la **figura 4**).

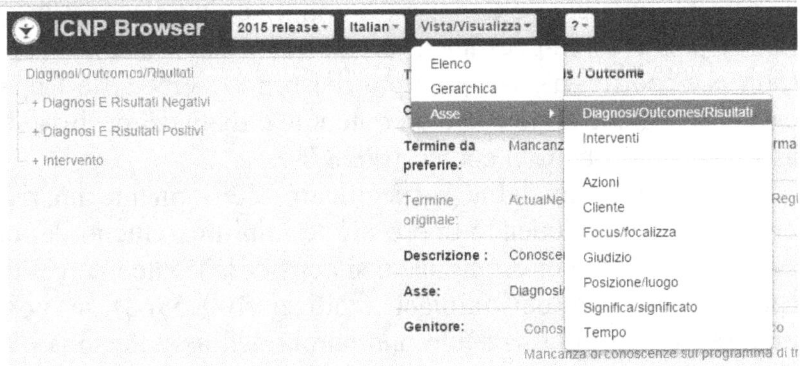

Figura 4 – Schermata dal browser ICNP® in italiano che mostra gli assi e le tipologie di diagnosi (*2015 Release*).

La definizione dei risultati attesi richiede all'infermiere: accuratezza nella raccolta dei dati, capacità di ragionamento clinico, impiego di linee guida e risultati di ricerca, capacità di prendere decisioni ed esperienza. Il processo decisionale terrà conto della semplicità e complessità dell'assistenza, delle caratteristiche della persona e del contesto, che include le risorse e la tecnologia a disposizione.

Questa fase del processo di assistenza è quindi da intendere come l'espressione sintetica del risultato ottenuto dalla persona in termini di promozione, mantenimento o ripristino della salute e del benessere o riduzione della sofferenza.

La fase della definizione dei risultati attesi esplicita ciò che si intende ottenere con gli interventi infermieristici messi in atto per agire sui processi alterati o a rischio di alterazione.

Come per l'individuazione dei BAI, anche per la definizione dei risultati attesi/outcome infermieristici si possono percorrere tre strade: impiegare una diagnosi infermieristica positiva pre-codificata; aggiungere uno o più termini ad una diagnosi infermieristica positiva pre-codificata, creare una nuova diagnosi positiva (non pre-codificata). Un esempio del primo percorso è Capace di eseguire l'igiene orale che è un outcome o diagnosi positiva ICNP® alla quale è attribuito il codice 10028749.

La seconda modalità è specificare ulteriormente un risultato pre-codificato includendo uno o più termini provenienti da tutti gli assi dell'ICNP®. Per esempio, se si considera l'outcome già codificato Conoscenza dei farmaci (codice: 10025968), è possibile precisarlo meglio utilizzando una parola dell'asse Persona: *caregiver* (codice: 10003958). In questo modo si otterrà Conoscenza dei farmaci da parte del caregiver (codice 10025968 + codice 10003958).

Nel terzo caso, in cui le diagnosi positive pre-codificate non siano sufficienti per descrivere i risultati attesi, è possibile formulare diagnosi infermieristiche positive non pre-codificate seguendo le indicazioni delle pubblicazioni dell'ICN (ICN, 2008). In sintesi, una diagnosi positiva non-codificata deve includere un termine dell'asse focus e uno dell'asse giudizio.

Come per le nuove diagnosi negative, anche per le nuove diagnosi positive richiede la segnalazione al Centro italiano per la ricerca e lo sviluppo dell'ICNP®.

4.4 Attuazione degli interventi infermieristici

Con la denominazione *Attuazione degli interventi infermieristici* si intende il complesso processo decisionale che l'infermiere mette in atto per scegliere, pianificare, gestire, attuare o attribuire interventi di natura assistenziale infermieristica. In questa fase si ritrovano gli interventi infermieristici così come definiti nell'ICNP® (*nursing interventions*). Un intervento infermieristico è l'azione[14] intrapresa per rispondere a una diagnosi infermieristica al fine di produrre un risultato (ICN, 2008).

Gli interventi infermieristici sono volti a promuovere e mantenere la salute e il benessere, prevenire e trattare la malattia, recuperare le capacità residue della persona e alleviarne la sofferenza.
La scelta degli interventi richiede all'infermiere: capacità di ragionamento clinico; impiego di linee guida, protocolli e procedure, risultati della ricerca; capacità di prendere decisioni; capacità psico-motorie e comunicative; abilità tecnico-pratiche ed esperienza. Nel processo decisionale, in questa fase, è particolarmente rilevante la capacità di stabilire delle priorità.

Anche nel caso degli interventi infermieristici, come già descritto per le diagnosi negative e positive, è possibile una formulazione secondo tre modalità: impiegando un intervento infermieristico pre-codificato; aggiungendo uno o più termini a un

---

[14] Il termine azione in questa definizione non ha alcun riferimento all'asse Azione dell'ICNP®, che contiene solo i verbi da utilizzare per descrivere gli interventi infermieristici.

intervento infermieristico pre-codificato, creando un nuovo intervento (non pre-codificato).

Un esempio della prima modalità è Insegnare l'igiene orale è un intervento ICNP al quale è attribuito il codice 10038108.

La seconda modalità, impiegata per specificare ulteriormente un intervento pre-codificato, consiste nell'aggiungere uno o più termini presenti negli assi dell'ICNP. Per esempio, se si considera l'intervento pre-codificato Istruire riguardo alla terapia (10019470), è possibile specificare questo intervento utilizzando una parola dell'asse Persona (*client*): Istruire il caregiver riguardo alla terapia (Istruire riguardo la terapia, codice 10019470 + Caregiver, codice 10003958).

Infine, nei casi in cui gli interventi ICNP pre-codificati non siano sufficienti per descrivere quanto serve attuare, è possibile formulare interventi infermieristici nuovi (non pre-codificati) seguendo le indicazioni delle linee guida pubblicate dall'ICN (ICN, 2008).

In sintesi, un intervento non pre-codificato deve includere un termine dell'asse azione e almeno uno proveniente dagli altri assi ad eccezione dell'asse giudizio.

Come per le nuove diagnosi negative e positive, anche per i nuovi interventi è necessaria la segnalazione al Centro italiano per la ricerca e lo sviluppo dell'ICNP®.

Per sintetizzare i concetti espressi in questi ultimi paragrafi si propongono degli esempi di formulazione di diagnosi, interventi e outcome infermieristici con l'impiego dei sette assi (figura 5).

7Axes / Nursing Process Elements	ACTION	CLIENT	FOCUS	JUDGEMENT	LOCATION	MEANS	TIME
Nursing Diagnosis			Medication Non-adherence	Risk			
Nursing Interventions	Explaining	Family				Treatment Regime	
	Teaching		Side Effect				
	Monitoring		Medication Adherence			Pill Box	
Nursing Outcomes			Medication Adherence	Actual			

Figura 5 – Esempi di formulazione di diagnosi, interventi e outcome infermieristici impiegando la struttura a sette assi dell'ICNP (ICN, 2008, fig. 5, p. 8).

4.5 Valutazione continua

Per completezza si riprende qui la prima fase del processo di assistenza (valutazione iniziale) descrivendo gli elementi che caratterizzano la valutazione continua. Si ribadisce che, secondo l'approccio teorico qui proposto, questa distinzione è puramente didattica in quanto la valutazione è una sola fase che inizia con la presa in carico della persona assistita (persona, famiglia, comunità) e prosegue fino all'interruzione del rapporto professionale.

In modo analogo alla valutazione iniziale e impiegando i medesimi metodi e strumenti, la valutazione continua è un processo che prevede numerose attività, finalizzate a riformulare un giudizio clinico confrontandolo con quello espresso nella fase d'identificazione dei BAI. In questa fase si potranno, eventualmente, identificare nuovi BAI in relazione alle mutate condizioni di salute e benessere della persona, del contesto assistenziale e dell'evoluzione clinica.

Il processo di valutazione chiede di saper raccogliere, classificare, analizzare, sintetizzare e ponderare un numero elevato d'informazioni. Così come nella valutazione iniziale, queste sono raccolte utilizzando diversi strumenti come, per esempio, l'osservazione, l'esame fisico e l'intervista per arrivare a formulare un giudizio clinico relativo alla risoluzione, persistenza o insorgenza di BAI.

Per effettuare la valutazione in modo continuo è utile raccogliere dati partendo dai processi che erano stati identificati come alterati o a rischio di alterazione nella fase di valutazione iniziale. Inoltre, è necessario monitorare tutti i processi che possono modificarsi in riferimento alle condizioni cliniche della persona, ai contesti assistenziali, ai trattamenti sanitari programmati o imprevisti, agli eventi favorevoli o sfavorevoli che avvengono nel periodo della presa in carico.

Per riprendere l'esempio, già utilizzato per l'individuazione del BAI Stipsi (paragrafo 4.2, tabella 4), s'ipotizza che l'infermiere abbia: eseguito un micro-clisma evacuativo, raccomandato di bere almeno un litro e mezzo di liquidi al giorno, suggerito di camminare almeno 30 minuti al giorno e suggerito strategie di controllo dello stress. A seguito degli interventi svolti l'infermiere, durante la valutazione continua, raccoglie i dati descritti nella tabella **6 a** e **b**. Le modificazione avvenute nei dati, segni e sintomi relativi nei processi bio-fisiologici, di difesa e protezione, di sviluppo e adattamento e di apprendimento, consentono all'infermiere di valutare il raggiungimento del risultato atteso/outcome infermieristico Defecazione efficace.

	DATI SUL BII DI ELIMINAZIONE INTESTINALE	DATI SUL BII DI MOVIMENTO	DATI SUL BII DI CIRCOLAZIONE	DATI SUL BII DI RELAZIONE
PROCESSI BIO-FISIOLOGICI	DEFECAZIONE: feci normali; un'evacuazione subito dopo il micro-clisma e, a seguire, ogni 2-3 giorni senza ulteriori interventi.			

Tabella 6 a – Esempio di valutazione continua riferita al processo bio-fisiologico successiva agli interventi attuati per trattare il BAI/diagnosi infermieristica Stipsi.

	DATI SUL BII DI ELIMINAZIONE INTESTINALE	DATI SUL BII DI MOVIMENTO	DATI SUL BII DI CIRCOLAZIONE	DATI SUL BII DI RELAZIONE
PROCESSI DI DIFESA E PROTEZIONE			APPORTO DI LIQUIDI: circa un litro al giorno.	
PROCESSI DI SVILUPPO E ADATTAMENTO				PROCESSI PSICOLOGICI: stato di stress lavorativo intenso.
PROCESSI DI APPRENDIMENTO		ESERCIZIO FISICO: una camminata di circa 30 minuti due volte la settimana.		

Tabella 6 b – Esempio di valutazione continua riferita agli altri tre processi successiva agli interventi attuati per trattare il BAI/diagnosi infermieristica Stipsi.

Nella **tabella 7 (a e b)** è stato ripreso l'esempio del BAI Lesione da pressione introdotto nel paragrafo **4.2 (tabella 5 a e b)**. Anche in questo caso i dati riportati nella valutazione continua sono stati raccolti dopo i seguenti interventi infermieristici: posizionamento di un presidio antidecubito, applicazione di idonea medicazione in zona sacrale, integrazione alimentare, posizionamento di un catetere vescicale a permanenza, somministrazione di fermenti lattici, regolari cambiamenti posturali.

	DATI SUL BII DI MOVIMENTO	DATI SUL BII DI IGIENE	DATI SUL BII DI ELIMINAZIONE URINARIA	DATI SUL BII DI ELIMINAZIONE INTESTINALE	DATI SUL BII DI ALIMENTAZIONE E IDRATAZIONE
PROCESSI BIO-FISIOLOGICO			MINZIONE: presenza di catetere vescicale.	DEFECAZIONE: quattro scariche di feci liquide giornaliere.	ALIMENTAZIONE: segni di malnutrizione.
PROCESSI DI DIFESA E PROTEZIONE		INTEGRITÀ DELLA CUTE: arrossamento sacrale con flittene.			

Tabella 7 a – Esempio di valutazione riferita ai primi due processi che avevano portato al BAI Lesione da pressione

	DATI SUL BII DI MOVIMENTO	DATI SUL BII DI IGIENE	DATI SUL BII DI ELIMINAZIONE URINARIA	DATI SUL BII DI ELIMINAZIONE INTESTINALE	DATI SUL BII DI ALIMENTAZIONE E IDRATAZIONE
PROCESSI DI SVILUPPO E ADATTAMENTO	CAPACITÀ DI MUOVERSI: movimenti volontari ridotti.				
PROCESSI DI APPRENDIMENTO		CONOSCENZE: il caregiver riferisce di non conoscere i prodotti specifici per medicare la lesione.			

Tabella 7 b – Esempio di valutazione riferita agli ultimi due processi che avevano portato al BAI Lesione da pressione

In questo caso i nuovi dati raccolti portano l'infermiere a esprimere un giudizio clinico di permanenza del BAI Lesione da pressione e quindi a pianificare e attuare ulteriori interventi infermieristici. Da questo esempio emerge anche come, secondo il MAPU, anche se la diagnosi infermieristica permane e l'outcome non è ancora stato raggiunto è nella valutazione continua che si riscontra il miglioramento o il peggioramento dei dati, segni, sintomi riferiti ai processi umani coinvolti. Questi dati documentano sia il decorso clinico-assistenziale della persona sia il livello di efficacia degli interventi messi in atto. Per questo non va dimenticata la rivalutazione anche dei dati generali della persona (dati socio-anagrafici, dati anamnestici, vedi **paragrafo 4.1**).

Il processo di valutazione richiede all'infermiere di impiegare conoscenze e capacità acquisite e modellate dall'esperienza. In particolare, come nella fase di valutazione iniziale, è utile l'impiego di strumenti che favoriscano l'accuratezza della raccolta dati come, per esempio le scale di valutazione. Considerato il costante coinvolgimento che l'infermiere attua nei confronti della persona e della sua famiglia in tutte le fasi del processo di assistenza infermieristica, è anche auspicabile valutare il grado di soddisfazione della persona in riferimento all'assistenza ricevuta e ai risultati ottenuti.

5. Conclusioni

Come affermato in apertura, all'inizio del lavoro che ha portato a questa prima pubblicazione, i principali intenti del Gruppo erano riflettere sulla pratica professionale degli infermieri e contribuire alla concreta attuazione e documentazione del processo di assistenza infermieristica. Ben presto ci si è resi conti che la riflessione sul metodo portava inevitabilmente con sé la necessità di ripensare gli aspetti concettuali a esso sottesi, fino a gettare le basi di un nuovo modello concettuale infermieristico.

La considerazione che l'ICNP® è un linguaggio utilizzabile con diversi riferimenti concettuali e l'iniziale elaborazione descritta in questi paragrafi, hanno portato a definire alcuni elementi teorici minimi per impiegare l'ICNP® in accordo con la nostra cultura professionale. La ridefinizione del bisogno di assistenza infermieristica, l'individuazione e definizione dei bisogni d'interesse infermieristico, i riferimenti e le definizioni dei processi umani, la denominazione e il significato delle quattro fasi del processo di assistenza infermieristica, possono essere considerati i primi elementi di un quadro teorico originale e differente da altre elaborazioni conosciute. Considerando gli elementi di maggior originalità e le parole chiave di questa iniziale elaborazione teorica si è scelto, per ora, di denominare il modello concettuale *Modello assistenziale dei processi umani* (MAPU).

Si ritiene questo un punto di partenza che, approfittando dell'urgenza di impiegare un linguaggio comune, auspichiamo possa stimolare una ripresa dell'elaborazione teorica nel nostro Paese. Il lavoro prosegue ora su due fronti: da un lato con la sperimentazione di questo nuovo "approccio teorico" con il linguaggio ICNP®

nella formazione di base e nella pratica clinica. Dall'altro lato si è avviata una riflessione sui concetti di uomo, salute, ambiente e altri concetti rilevanti per le scienze infermieristiche che proseguirà nei prossimi anni.

Considerando la notevole mole di letteratura, sperimentazioni e ricerche propedeutiche alla proposta e pubblicazione di un modello, siamo consapevoli di avere molta strada da percorrere[15]. Ciononostante ci auguriamo che il percorso intrapreso possa essere uno stimolo per ravviare il dibattito professionale sulla natura e sull'essenza dell'assistenza infermieristica.

---

[15] Per esempio, le prime pubblicazioni di Roper, Logan e Tierney sono del 1980, mentre la pubblicazione del modello basato sulle attività di vita è del 2001.

Citazioni bibliografiche

Ambrosini M., Sciolla L. (2015) *Sociologia*. Milano: Mondadori Education.

Ausili D., Baccin G., Talamona A., Sironi C. (2009) Una proposta per l'insegnamento delle scienze infermieristiche nel corso di laurea in infermieristica. *Professioni Infermieristiche* 62(1), 9-16.

Ausili D. (2010) Attuali sfide poste dalla misurazione dei fenomeni di interesse infermieristico. In: A. Lolli, D. Donegà (a cura di) *Nursing sensitive outcomes: è possibile misurare l'assistenza infermieristica?* Atti del Convegno Nazionale della Consociazione Nazionale Associazioni infermiere/i. Milano: Pubblicazione CNAI, pp. 47 – 54.

Ausili D. (2011) *Descrivere l'assistenza infermieristica attraverso l'uso di un modello concettuale italiano e dell'*International Classification for Nursing Practice. In: *L'evoluzione del Nursing Italiano negli ultimi 150 anni*. Atti del Convegno Nazionale promosso dai Collegi di Abruzzo, 7-8 ottobre 2011, Avezzano, L'Aquila, pp. 135 – 140.

Ausili D., Sironi C., Rasero L., Coenen E. (2012) *Measuring elderly care through the use of a nursing conceptual model and the International Classification for Nursing Practice*. International Journal of Nursing Knowledge, 23(3), 146 – 152.

Ausili D., Sironi C. (2013) Una lettura dell'evoluzione delle conoscenze infermieristiche in Italia. In V. Costanzo, A. Reginelli, A. Ajdini (a cura di) *Le scienze infermieristiche in Italia: riflessioni e linee di indirizzo*. Atti del Convegno nazionale CNAI, Milano, 24 e 25 ottobre 2013. Reperibile in: http://www.cnai.info/index.php/pubblicazioni-gratuite (previa registrazione al sito).

Benner P. (2003) *L'eccellenza nella pratica clinica dell'infermiere: l'apprendimento basato sull'esperienza*. Milano: McGraw-Hill.

Bertani M (2015) *Famiglia e politiche familiari in Italia: conseguenze della crisi e nuovi rischi sociali*. Milano: Franco Angeli.

Bocchi G., Ceruti M. (2007) *La sfida della complessità*. Milano: Mondadori.

Callari Galli M., Cambi F., Ceruti M. (2003) *Formare alla complessità. Prospettive dell'educazione nelle società globali*. Roma: Carocci.

Cantarelli M. (1988) *Un modello professionale per l'assistenza infermieristica. Il passaggio da un'assistenza per mansioni ad un'assistenza per prestazioni*. Atti del Convegno promosso dalla Scuola universitaria di Discipline infermieristiche, Milano, 2-3 ottobre 1987. Milano: Tipografia Il Fiorino.

Cantarelli M. (a cura di) (1995) *La disciplina infermieristica. Il modello delle prestazioni infermieristiche*. Atti del Convegno promosso dalla SUDI, Milano 6-7 giugno 1993. Città di Castello: Tipografia Tappini.

Cantarelli M. (1996) *Il modello delle prestazioni infermieristiche*. 1° edizione, Milano: Masson.

Cantarelli M. (2003) *Il modello delle prestazioni infermieristiche*. 2° edizione, Milano: Masson.

Casati M. (2005) *La documentazione infermieristica*. 2° edizione. Milano: McGaw-Hill.

Celeste G. (2009) *Edgar Morin. Cultura e natura nella teoria della complessità*. Padova: Il Prato.

Chiari P., Agnelli I., Canossa M., Corazza P., Dall'Ovo R., Pangolini A.M. (1998) La teoria infermieristica delle attività di vita. *Nursing oggi*, 3(2): 32-37.

Coenen A., Pesut D. (2002) Global Nursing Language: Making International Nursing Visible. *Journal of Professional Nursing*, 18(3), 113-114.

Cooper H., Geyer R. (2008) Using complexity for improving educational research in health care. *Social Science and Medicine*, 67(1), 177–182.

Crespi I. (2015) *Cultura/e nella società multiculturale: riflessioni sociologiche*. Macerata: EUM.

Di Mauro S., Alberio M., Tanzi M., Vanalli M., Ausili D (2013) *L'impiego del Modello delle prestazioni infermieristiche e dell'ICNP® per descrivere e misurare l'assistenza infermieristica: risultati di alcuni studi svolti dall'Università degli Studi di Milano-Bicocca*. In V. Costanzo, A. Reginelli, A. Ajdini (a cura di) *Le scienze infermieristiche in Italia: riflessioni e linee di indirizzo*. Atti del Convegno nazionale CNAI, Milano, 24 e 25 ottobre 2013. Reperibile in: http://www.cnai.info/index.php/pubblicazioni-gratuite (previa registrazione al sito).

Fawcett J. (1984) *Analysis and evaluation of conceptual models of nursing*. 1° edizione, Philadelphia: F.A. Davis Company.

Fawcett J. (2005) *Contemporary Nursing knowledge: Analysis and Evaluation of Nursing Models and Theories*. 2° edizione, Philadelphia: F.A. Davis Company.

Feldman R.S. (2013) *Psicologia generale*, 2° edizione. Milano: Mc-Graw-Hill.

Henderson V. (2003) *I principi fondamentali dell'assistenza infermieristica promossi dal Consiglio internazionale delle infermiere*. Edizione italiana a cura della Consociazione nazionale delle associazioni infermiere/i (CNAI), Milano, via Russo 8.

Hyun S. Park H.A. (2002) Cross-mapping the ICNP with NANDA, HHCC, Omaha System and NIC for unified nursing language system development. International Classification for Nursing Practice. International Council of Nurses. North American Nursing Diagnosis Association. Home Health Care Classification. Nursing Interventions Classification. *International Nursing Review*, 49(2), 99-110.

ICN - International Council of Nurses (2005) *International Classification for Nursing Practice Version 1*. Genève: ICN Publications.

ICN - International Council of Nurses (2008) *Guidelines for ICNP® Catalogue development*. Genève: ICN Publications.

ICN - International Council of Nurses (2009a) *International Classification for Nursing Practice Version 2*. Genève: ICN Publications.

ICN - International Council of Nurses (2009b) *International Classification for Nursing Practice* (ICNP®) *now included as a Related classification in the Who Family of International Classifications*. ICN Press Release. [on line] Disponibile da: http://www.icn.ch/PR03_09.htm Consultato il 7 agosto 2015.

ICN – International Council of Nurses (2012) *ICNP® Catalogue: Nursing Outcomes Indicators*. Genève: ICN Publications.

ICN – International Council of Nurses (2014) *ICN and IHTSDO extend collaboration to advance harmonisation of health terminology*. ICN Press Release. [on line] Disponibile da: http://www.icn.ch/images/stories/documents/news/press_releases/2014_PR_17_I CN-IHTSDO.pdf. Consultato il 7 dicembre 2015.

ICN – International Council of Nurses (2015) *About ICNP®*. [on line] Disponibile da: http://www.icn.ch/what-we-do/about-icnpr/. Consultato il: 7 dicembre 2015.

Lolli A., Donegà D. (2010) (a cura di) *Nursing Sensitive Outcomes: è possibile misurare l'assistenza infermeiristica?* Atti del Convegno nazionale 2009, Orvieto, 22-24 ottobre 2009. Paderno Dugnano: Grafiche Tris S.r.l.

Lolli A., Donegà D. (2011) (a cura di) *La condivisione del processo di cura: la competenza infermieristica nella logica multidisciplinare.* Atti del Convegno nazionale 2010, Firenze, 21-23 ottobre 2010. Paderno Dugnano: Grafiche Tris S.r.l.

Manara D.F. (2000) *Verso una teoria dei bisogni dell'assistenza infermieristica.* Milano: Lauri edizioni.

Manzoni E. (1996) *Storia e filosofia dell'assistenza infermieristica.* Milano: Masson.

Marucci A.R., De Caro W., Petrucci C., Lancia L., Sansoni J. (2015) ICNP® - Classificazione Internazionale per la pratica infermieristica: origini, strutturazione e sviluppo. *Professioni Infermieristiche*, 68(2), 131-140.

Maslow A.H. (2010) *Motivazione e personalità.* Roma: Armando editore.

McCormack B., McCance T. (2010) *Person-centred Nursing. Theory and Practice.* Chichester, UK: Wiley-Blackwell.

Motta P.C. (2002) *Introduzione alle scienze infermieristiche.* Roma: Carocci Faber.

Muller-Staub M. (2009) Evaluation of the implementation of nursing diagnoses, interventions, and outcomes. *International journal of Nursing Terminologies and Classifications*, 20(1), 9-15.

Myers D.G. (2013) *Psicologia sociale.* Milano: McGraw-Hill.

Myers D.G. (2014) *Psicologia generale. Un'introduzione al pensiero critico e all'indagine scientifica.* Bologna: Zanichelli.

Paley J., Eva G. (2011) Complexity theory as an approach to explanation in healthcare: a critical discussion. *International Journal of Nursing Studies*, 48(2), 269 – 279.

Plsek P.E., Greenhalgh T. (2001) The challenge of complexity in healthcare. *British Medical Journal*, 323(7310), 625 – 628.

Plsek P.E., Wilson T. (2001) Complexity, leadership, and management in healthcare organisations. *British Medical Journal*, 323(7313), 746 – 749.

Roper N., Logan W.W., Tierney A.J. (1983) *Elementi di Nursing: attività quotidiane della vita e assistenza infermieristica*. Roma: Il Pensiero scientifico editore.

Roper N., Logan W.W., Tierney A.J. (2001) *The Roper-Logan-Tierney Model of Nursing Based on Activities of Living*. Edinburgh: Churchill Livingstone.

Russel B. (2004) *La visione scientifica del mondo*. Bari: Laterza.

Ruzzeddu M. (2012) *Tra ordine e incertezza: la complessità nel terzo millennio*. Roma: Aracne.

Ruzzeddu M. (2007) *Teoria della complessità e produzione di senso*. Milano: Franco Angeli.

Sansoni J. (2015) Centro italiano per la ricerca e lo sviluppo della Classificazione Internazionale della Pratica Infermieristica (ICNP®). *Professioni Infermieristiche*, 68(1), 4-8.

Sansoni J. (2010) *Il contributo dell'ICN alla valutazione degli esiti attraverso l'ICNP*. In: A. Lolli, D. Donegà (a cura di) Nursing sensitive outcomes: *è possibile misurare l'assistenza infermieristica?* Atti del Convegno Nazionale della Consociazione Nazionale Associazioni infermiere/i. Milano: Pubblicazione CNAI, pp. 39 – 46.

Sansoni J., Giustini M. (2003) Visibilità infermieristica: l'ICNP® potrebbe aiutare? *Professioni Infermieristiche*, 55(2), 78-118.

Sansoni J., Giustini M. (2006) More than terminology: using ICNP® to enhance nursing's visibility in Italy. *International Nursing Review*, 53(1), 21-27.

Sansoni J., Luzzi L., Degan M., Woinowski G., La Torre E., Giustini M., Bonardi M.S. (2003) Traduzione e validazione italiana della classificazione internazionale della pratica infermieristica ICNP Beta). *Professioni infermieristiche*, 55(2), 66-77.

Silverton D.U. (2013) *Fisiologia umana. Un approccio integrato*. 2° edizione, Milano, Torino: Pearson Italia.

Sironi C., Baccin G. (2006) *Procedure per l'assistenza infermieristica*. Milano: Masson.

Sironi C. (2010) *Introduzione alla ricerca infermieristica. I fondamenti teorici e gli elementi di base per comprenderla nella realtà italiana*. Rozzano: Casa editrice Ambrosiana.

Sironi C. (2012) *L'infermiere in Italia: storia di una professione*. Roma: Carocci Faber.

Tastan S., Linch G.C., Keenan G.M., Stifter J., McKinney D., Fahey L., Lopez K.D., Yao Y., Wilkie D.J. (2014) Evidence for the existing American Nurses Association-recognized standardized nursing terminologies: a systematic review. *International Journal of Nursing Studies*, 51(8), 1160-70.

Tortora G.J., Derrickson B. (2011) *Principi di anatomia e fisiologia*. Rozzano: Casa editrice ambrosiana.

Urquhart C. Currel R., Grant M.J., Hardiker N.R. (2009) Nursing record system: effects on nursing practice and healthcare outcomes. Cochrane Database of Systematic Reviews, 21(1).

Watson J. (2013) *Assistenza infermieristica. Filosofia e scienza del caring*. Rozzano: Casa editrice ambrosiana.

Widmaier E.P., Raff H., Strang K.T. (2011) *Vander – Fisiologia*. Rozzano: Casa editrice ambrosiana.

Wilson T., Holt T. (2001) Complexity and clinical care. *British Medical Journal*, 323(7314), 685 – 688.

Witiek P. (2004) *European Nursing care Pathways (ENP)*. [on line] Disponibile da: http://www.recom-verlag.de/fileadmin/enp_rnd/pressezentrum/pdf/ENP_ENP-Leseprobe_presse_it.pdf Consultato il 10 novembre 2015.

Witiek P. (2008) Furthering the development of standardized nursing terminology through an ENP-ICNP cross-mapping. *International Nursing Review*, 55(3), 296-304.

Zanotti R. (2003) *Filosofia e teoria del nursing*. 2° edizione, Padova: Edizioni Summa.

Zanotti R. (2010) *Filosofia e teoria nella moderna concettualità del* nursing *professionale*. Padova: Piccin.

www.ingramcontent.com/pod-product-compliance
Lightning Source LLC
LaVergne TN
LVHW011602210726
843509LV00016BA/812